Unified Protocol for Transdiagnostic Treatment of
Emotional Disorders: Workbook (Second Edition)

成人情绪障碍

原著第二版

跨诊断治疗的统一方案

自助手册

[美]

戴维·H. 巴洛（David H. Barlow）
香农·索尔−扎瓦拉（Shannon Sauer-Zavala）
托德·J. 法尔基奥内（Todd J. Farchione）
希瑟·默里·拉京（Heather Murray Latin）
克丽丝滕·K. 埃拉德（Kristen K. Ellard）
杰奎琳·R. 布利斯（Jacqueline R. Bullis）
凯特·H. 本特利（Kate H. Bentley）
汉娜·T. 贝彻（Hannah T. Boettcher）
克莱尔·凯西洛−罗宾斯（Clair Cassiello-Robbins）

著

王建平　林灵　陈亮
袁颖　陈依怡　牛国雯　译

中国轻工业出版社

图书在版编目（CIP）数据

成人情绪障碍跨诊断治疗的统一方案：原著第二版. 自助手册／（美）戴维·H.巴洛（David H. Barlow）等著；王建平等译. —北京：中国轻工业出版社，2024.1（2025.5重印）

ISBN 978-7-5184-4590-5

Ⅰ. ①成… Ⅱ. ①戴… ②王… Ⅲ. ①情绪障碍－诊疗－手册 Ⅳ. ①R749.4-62

中国国家版本馆CIP数据核字（2023）第203110号

责任编辑：孙蔚雯　　　责任终审：张乃柬
策划编辑：孙蔚雯　　　责任校对：刘志颖　　　责任监印：吴维斌

出版发行：中国轻工业出版社（北京鲁谷东街5号，邮编：100040）
印　　刷：三河市鑫金马印装有限公司
经　　销：各地新华书店
版　　次：2025年5月第1版第3次印刷
开　　本：850×1092　1/16　印张：13.5
字　　数：105千字
书　　号：ISBN 978-7-5184-4590-5　定价：56.00元
读者热线：010-65181109
发行电话：010-85119832　　010-85119912
网　　址：http://www.chlip.com.cn　http://www.wqedu.com
电子信箱：1012305542@qq.com
版权所有　侵权必究
如发现图书残缺请拨打读者热线联系调换
250556Y2C103ZYW

译 者 序

随着时代的发展，人们在心理健康方面的意识日益增强，对于预约心理咨询也越来越习以为常；与此同时，有大量心理学科普类书籍面世，网络上的各种心理类短视频更是层出不穷。但当人们真的遇到心理问题想寻求解决之道时，往往会迷失在当今社会信息爆炸的资讯海洋中。当然，向精神科医生、心理咨询师等专业人士求助永远是最佳的选择。不过，正如我在本书前一版的译者序中所言，"当人们遇到问题时，首先会自助，想办法自己解决，然而事情并不总是那么顺利"。如何从茫茫的资讯大海中筛选出对自己有用的信息？如何找到针对自身问题的有效解决办法？如何知道什么样的方式适合自己？这本《成人情绪障碍跨诊断治疗的统一方案——自助手册（原著第二版）》（*Unified Protocol for Transdiagnostic Treatment of Emotional Disorders: Workbook*，Second Edition）或许能为你提供答案。

本书所介绍的治疗方案——情绪障碍跨诊断治疗的统一方案（简称统一方案；unified protocol for transdiagnostic treatment of emotional disorders，简称 UP）是通用的，适用于所有与情绪相关的问题。这意味着无论你是患有抑郁、恐惧、焦虑类障碍，还是有像暴食、成瘾、冲动、自伤等与情绪控制紧密相关的症状表现，甚至是同时存在前面几种状况，都可以通过本治疗方案受益，不再让情绪困扰成为你生活前进道路上的绊脚石。而我之所以能够充满信心地向你推荐本治疗方案，是因为它本身的科学属性：它脱胎于当代拥有最多循证证据的认知行为疗法（cognitive behavioral therapy，简称 CBT），吸纳了情绪理论的前沿研究，获得了多项临床随机对照试验结果的实证支持，所以本治疗方案在干预情绪相关问题上的显著有效性得到了证明。

与本书配套的《成人情绪障碍跨诊断

治疗的统一方案——治疗师指南（原著第二版）》（*Unified Protocol for Transdiagnostic Treatment of Emotional Disorders: Therapist Guide*，Second Edition）是供专业人士使用的临床手册。尽管你完全可以独立自主地进行这个治疗项目，但还是强烈建议你找到一位认知行为取向的心理咨询师或精神科医生同你协作，以保证达到最佳的疗效。在整个过程中，本书用于配合不同阶段的治疗任务，既可以让你提前为下次的咨询做好准备，也可以在一次咨询完成后作为复习材料来帮你巩固在会谈中所学的知识及技能。在必要的时候，它还能为你提供即时的指导，比如在被突如其来的强烈情绪所袭卷而不知所措时，如果你能立刻翻到本书的相关章节并按书中建议的方法去做，或许就能让自己慢慢冷静下来。这也是本书非常实用的地方，通俗易懂，操作性强，每个治疗模块的干预都是通过具体的步骤或相应的工作表呈现出来的，方便读者自行练习，且附录中提供了书中大部分工作表的填写示例。值得一提的是，本治疗方案在结构规整的同时也具有一定的灵活性，表现为可根据你的实际情况对每个治疗模块的进度进行调整，比如在某个模块中多进行几次会谈或者拉长会

谈的间隔时间，来加快或放慢治疗进度。最后，你还可以请家人或者朋友一起来阅读本书，这将有助于促进他们理解你当前正经受的情绪障碍，如果能邀请他们作为你的协助者加入治疗就更好了。

与 10 年前出版的第一版相比，第二版对许多章节的内容做了重要的扩充与删改。原来的第九章（理解行为：回避情绪）和第十章（理解行为：情绪驱动行为）合并为第二版中新的一章"应对情绪性行为"，这让该治疗模块更加简明、易操作。第二版对案例素材也做了重新的编排，从而更贴近书中的内容；在某些重要的地方还增加了专栏，作为重要提醒。具体而言，全书共十三章。第一章介绍了情绪障碍的性质，帮助读者判断本治疗方案是否适用于解决你的困扰。第二章论述了治疗项目的概要，具体说明在治疗开始前需要做的准备，及在整个过程中如何使用本书。第三章强调做记录的重要性，情绪的监测与疗效的评估都需要通过做记录来实现。第四章至第十三章详细阐述了八个治疗模块［本书未阐述治疗模块的划分，相关内容请见《成人情绪障碍跨诊断治疗的统一方案——治疗师指南（原著第二版）》］的内容与实施步骤，分别是：模

块 1——设定目标和维持动机（第四章），模块 2——理解情绪（第五章和第六章），模块 3——正念情绪觉察（第七章），模块 4——认知灵活化（第八章），模块 5——应对情绪性行为（第九章），模块 6——理解并直面身体感觉（第十章），模块 7——情绪暴露（第十一章），模块 8——回顾成果、展望未来（第十三章）。此外，第十二章专门谈了药物在情绪障碍治疗中的作用。

我们为本书成立了专门的翻译小组，我的硕士毕业生林灵（福建省福州市执业咨询师）和我一起制订了翻译计划，监督翻译进程，把控翻译质量，进行了多轮校对和统稿。林灵跟随我学习和践行认知行为疗法已近 10 年，她也一直致力于认知行为疗法的传播。接到翻译任务后，她不遗余力地积极进行统筹与协调，组建起一个有胜任力的翻译小组。翻译小组的其他四位成员均来自我所开发的认知行为疗法连续培训项目，他们是：陈亮（深圳市福田区红岭教育集团华富中学）、袁颖（成都文理学院）、陈依怡（温州市榕安心理咨询有限公司）和牛国雯（北京顺义国际学校）。他们都至少参加过一轮为期 2 年的基础训练，并且在实务方面均有非常

丰富的经验，以尽可能保证专业上的翻译准确性。在开始翻译前，我们提炼了术语表并对专业术语的翻译进行了统一；在翻译过程中，各位译者通过定期的工作例会做阶段性的报告与讨论；在某些不确定译法的地方，往往是集翻译小组成员之力逐字逐句地推敲后成文的；为了一个单词或一个句子而查阅多篇文献以确认其准确含义，是常有之事；对于某些有东西方文化差异的内容，我们也会追根溯源，避免歧义，并在必要的地方添加了译者注来进行补充说明。这样的翻译与讨论过程也让每一位译者受益匪浅。本书的初始翻译主要由陈亮完成；在初稿完成后，翻译小组成员进行了第一轮相互校对；袁颖对全书进行了第二轮校对；林灵对全书进行了第三轮校对；最后由我审定译稿。我带领的认知行为疗法培训与督导团队也提供了重要的支持，该团队共有 9 人，主要由我的硕士和博士及多年跟随我学习的临床工作者组成，除了林灵，还有胡泊、李婉君、徐慊、陶金花、朱雅雯、李荔波、蔡远和胡邵仑。每位参与者都为本书的翻译付出了很多心血，在此对他们表达深深的谢意！同时，还要特别感谢中国轻工业出版社"万千心理"和孙蔚雯编辑为本书的出版

付出的努力。

　　尽管力求完美，但由于能力有限，译作中难免有疏漏，诚请各位同行、专家及读者不吝指正，以便今后进一步修订完善。我的邮箱是 wjphh@bnu.edu.cn。在此先向您致以诚挚的感谢！

王建平

北京师范大学心理学部

2023 年 9 月

前　言

患有各种心理障碍和疾病的患者所面临的最大困扰之一，就是如何获得最有效的帮助。很多人都认识这样的朋友或家人：他们曾向一位看似声誉良好的临床实践者求助，后来却从另一位医生那里了解到，最初的诊断是错误的，或者最初所推荐的治疗方法并不适合他，甚至可能是有害的。大多数患者及其家属会通过阅读与症状相关的各种资料，尽可能地在互联网上检索信息，或积极地"四处打听"，从朋友和熟人那里获取知识，来解决这个问题。政府和医疗保健政策制定者也意识到，有需要的人并不总能得到最好的治疗，他们称之为医疗保健实践的差异性。

现在，世界各地的医疗保健制度都试图引入循证实践，来纠正这种差异。这意味着，只有患者获得了针对某一问题的最新、最有效的治疗，才符合所有人的利益。医疗保健政策的制定者也意识到，尽可能地为医疗保健消费者提供更多的信息是非常有益的，这样一来，他们才能在改善身心健康的合作中做出更明智的决定。"有效的疗法（Treatments That Work）"①丛书就是为了实现这一点而研发的。这套丛书用通俗易懂的语言阐述了治疗某一类问题的最新且最有效的干预方法。这套丛书所囊括的每一种治疗方案都必须达到科学顾问委员会所制定的严格的实证标准。因此，当患者因为这些问题而痛苦不堪，其家人四处寻求专业治疗师的帮助时，如果治疗师熟悉这些干预方法，并确定患者适合某一治疗方案，患者就会有信心，知道自己正在接受最佳的治疗。

根据最新研究和临床评估，基于循

---

① 这套丛书由戴维·H. 巴洛（David H. Barlow）领导的科学顾问委员会主编，以经过严格临床试验的循证研究为审查和评估标准，为心理治疗师等临床工作者介绍认知行为治疗方法上的创新性工作。这套丛书的原著由牛津大学出版社出版。——译者注

证的跨诊断治疗方案的新发展，可以对具有共同特征且对同样的干预措施有疗效反应的疾病进行统一的、跨诊断的干预。随着对心理障碍本质的深入研究，许多相关联的心理障碍都呈现了共同成因，并且在行为问题表现及大脑功能反应上也十分相似。当前主流的心理治疗师和研究者以及《精神障碍诊断与统计手册》（第五版；*Diagnostic and Statistical Manual of Mental Disorders*，5th Edition，简称 DSM-5）的作者所采用的方式，是把这些心理障碍或困扰看作相关的或是在一个"谱系"上。这是因为大多数患有某一种心理障碍或困扰的人，也可能同时罹患另一种心理障碍或困扰（也就是共病）。如果一个人患有惊恐障碍，那么他也可能患有社交焦虑和抑郁症；这些都被称作情绪障碍。如果有人滥用毒品，他们也有可能滥用酒精或香烟；这些都被称作成瘾障碍。这套丛书中的治疗方案都是"统一的"，因为它们共用一套通用的、统一的治疗程序，这对同类型的所有障碍都有效，例如，情绪障碍或成瘾障碍。这些治疗方案都是"跨诊断"的，因为它们被设计为对个体可能患有的所有同类障碍（情绪障碍、成瘾障碍或进食障碍）都有效，而不只针对一种障碍。使用一套治疗流程会让你和你的治疗师更轻松且更有效率，并且应该能以更全面且高效的方式应对你可能遇到的所有问题。

这本写给来访者的《成人情绪障碍跨诊断治疗的统一方案——自助手册（原著第二版）》是为了解决一系列情绪障碍而研发的。一般而言，包括所有的焦虑和心境（抑郁）障碍，例如，伴有或不伴有场所恐惧的惊恐障碍、社交焦虑障碍、广泛性焦虑障碍、创伤后应激障碍、强迫及相关障碍和抑郁障碍。本治疗方案还旨在解决与难以应对强烈情绪紧密相关的其他状况，如健康焦虑、分离（不真实感）、酒精或物质使用以及自伤行为。上述所有障碍的共同点是强烈的情绪体验影响了人们过上满意的生活。如果你在此刻遇到的唯一问题是特定恐怖症，则不推荐使用本治疗方案。只有医疗保健专业人员能够确切地告诉你，你患有或未患有哪些疾病；也只有医疗保健专业人员能够决定最适合你的治疗方法。

戴维·H. 巴洛（David H. Barlow）

"有效的疗法"丛书主编

致　　谢

我们要向为本治疗项目的发展做出了贡献的个人表示感谢。首先，要感谢本书第一版的作者［蒂娜·布瓦索（Tina Boisseau）、吉尔·埃伦赖希－梅（Jill Ehrenreich-May）、克里斯·费尔霍姆（Chris Fairholme）、劳拉·佩恩（Laura Payne）］。如果没有他们细致的工作，本书第二版就不可能完成。

此外，感谢阿曼蒂亚·阿梅塔伊（Amantia Ametaj）、詹姆斯·博斯韦尔（James Boswell）、马修·加拉格尔（Matthew Gallagher）和卡茜迪·古特纳（Cassidy Gutner）。他们为这一版本的更新提供了必要的宝贵意见。特别要感谢拉伦·康克林（Laren Conklin），她对本书的早期草稿进行了非常细致的审阅。还要感谢我们以往和现在的研究小组成员，我们对情绪障碍跨诊断治疗的统一方案的思考得以成形，离不开他们的帮助，他们是：詹娜·卡尔（Jenna Carl）、约翰娜·汤普森－奥朗（Johanna Thompson-Hollands）、朱莉安娜·威尔纳（Julianne Wilner）、梅根·福琼（Meghan Fortune）、凯瑟琳·肯尼迪（Katherine Kennedy）、尤云瓦·阿纳克文泽（Ujunwa Anakwenze）、奥伦卡·奥列西尼茨基（Olenka Olesnycky）、加芙列拉·艾森伯格（Gabriela Aisenberg）、玛丽娜·里奇（Marina Ritchie）和盖尔·坦（Gayle Tan）。还要感谢卢克·J. 卡尔（Luke J. Carl）和贾森·扎瓦拉（Jason Zavala）在插图上的贡献，他们让本治疗项目描述的概念变成了鲜活的存在。

最后，要感谢使用统一方案的临床工作者，他们为第二版提供了有用的修订意见，同时也要感谢我们的患者。这些临床工作者以及患者慷慨分享的经验对于本治疗项目的发展无比宝贵。

目　　录

第一章

什么是情绪障碍？

目标

- 厘清本治疗项目试图解决的不同类型的问题。
- 帮助你判断本治疗项目是否适合解决你的困扰。

什么是情绪障碍？

本书旨在帮助与焦虑、悲伤、愤怒、内疚等强烈情绪做斗争的人。当一个人情绪强烈到难以维持正常生活时，他就可能患有情绪障碍。比如，当你感到极度悲伤时，与朋友联系乃至起床都可能变得很不容易。当你感到焦虑不安时，完成学业或工作上的重要任务就会变得十分困难。你翻开这本书的原因，也许就是自身的情绪正干扰着你生活中许多重要的方面。虽然情绪影响我们生活的方式不尽相同，但所有情绪障碍都有三个特征，见图1.1。

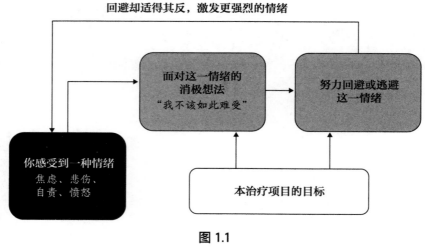

图 1.1

情绪障碍的功能模型

1. **频繁且强烈的情绪体验**：饱受情绪困扰的人，往往会频繁地体验强烈的情绪。这是一种情绪敏感的生物学倾向——有些人可能就是天生会对生活中的某些情境产生更强烈的反应。需要指出的是，感受到强烈的情绪并不意味着无法承受或不堪其扰，真正重要的是如何应对自己的情绪。

2. **对情绪的消极反应**：罹患情绪障碍的人往往会消极地看待自己的情绪。他们可能因做出某些反应而苛责自己，想着"我不该有这种感觉"或"对这件事感到不安是软弱的表现"。他们也可能将强烈的情绪和糟糕的结果联系起来，得出这样的结论："别人会因为我表现出焦虑而对我有看法""如果我在气头上，我会做出让自己后悔的事情"，或者"如果我放任自己悲伤，就会掉入一个再也逃不出去的深井"。有时，情绪体验中的某一部分尤为痛苦。比如，有的人会觉得与情绪相关的一些身体感觉特别不适，比如心悸、出汗或反胃。而对另一些人来说，突然闯入、不请自来的想法也许是最令人苦恼的。有时候，人们甚至会对积极情绪产生消极反应（例如，"我如果任由自己兴奋，万一这事情没有好的结果，就会更加失望"）。

3. **对情绪的回避**：鉴于患有情绪障碍的人会消极地看待他们的情绪，因此更可能竭力回避这些情绪。但问题是，回避实际上并不有效。尽力赶走情绪，在短时间内会让人好受些，但从长远来看，这通常会导致更频繁、更强烈的情绪。这就像被困在流沙中——挣扎得越厉害，就陷得越深。此外，当你为了回避强烈的情绪而拒绝参加一些活动时，你的生活质量也会受到影响。你可能还会发现自己很难充分地享受日常活动（如上班、与朋友交往或纯粹的娱乐活动）的乐趣。

本书的目标是调整你应对情绪的方式。具体来说，给你的建议是尝试以更接纳而非回避的视角看待情绪。这也许与你所期待的结果恰好相反——你可能希望赶走那些难以承受的情绪。然而，随着深入地学习本书，你将对情绪有更多了解，明白哪怕是消极情绪也很重要，把它们赶走只会适得其反。起初，靠近和切实地应对情绪会稍显困难，但这个过程会慢慢变得越来越可控。

想要更好地判断本治疗项目是否适合你，可以先看看我们诊所治疗的这些个案。

阿米拉

阿米拉是一名 24 岁的研究生，她因多种困扰而求助于我们诊所。一开始，她的困扰包括持续地担忧（占一天中 90% 的时间）家庭的经济状况、自己完成学业的能力、自身健康和人身安全。阿米拉的应对方法常常是每晚花好几小时上网，而无法顾及学业。她甚至把事关自己能否如期毕业的项目都搁置了。她对自己的缓慢进展感到非常愧疚，却依然很难面对这些任务。此外，她提到自己存在检查行为（比如，频繁就医和在网上检索症状），还拒绝进入她认为可能发生恐怖袭击的、拥挤的公共场所。这些行为会让阿米拉在一段时间内感觉好一点，但随着新的情境和症状出现，担忧又会卷土重来。除担忧以外，阿米拉还提到自己有坐立不安、注意力集中困难、易激惹和肌肉紧张等症状。

阿米拉另外报告，在进入研究生阶段后，她在交友上频频受阻。她担心同学会觉得自己是"笨拙、奇怪的人"，所以她一直回避班级聚会。即便是参加了几次家附近的活动，阿米拉也总是坐在后排，并在结束后立即离开，以回避茶歇时间的闲谈。她还提及自己在课上尽可能不提问题，因为她担心教授会"后悔把她录取进这个研究生项目"。最后，阿米拉认为，这些困扰让她不堪重负，心情低落。她觉得解决这些问题是无望的，随即放弃了她的爱好，比如骑行、瑜伽、刺绣。阿米拉认为，如果自己没有完成学业，就无权享乐。

凯文

58 岁的凯文与妻子结婚 20 年，养育了 2 个正值青春期的孩子。他已经在律师岗位上工作了 25 年。他因强烈的惊恐发作来到我们中心，其症状包括心跳加速、呼吸短促、头晕、喉咙常有哽噎感、恶心以及出汗。某天，凯文在高速公路上驱车上班的途中，第一次经历了惊恐发作。他立即靠边下车。他从未有过类似的经历，很害怕再上路时会失控，最终打电话给妻子，让她来接他。自此，凯文开始持续体验惊恐发作。大多数发作看起来像是毫无征兆的，但他发现这些发作往往在自己感到受困于某处的时候出现。为了防止再出现惊恐发作，他改变了自己的行为。比如，凯文不再驾车上高速公路；取而代之的是绕道而行，这使他每天增加了 30 ~ 45 分钟的通勤时间。不仅如此，他开始提前下班，以避开堵车高峰期。他也开始回避其他情境，例如坐飞机、乘电梯、逛商场、看电影和去人群聚集的地方。无论去哪儿，凯文总会带着他的手机（一旦有任何事发生，能打电话求助）和快速起效的抗焦虑药。尽管没有规律地服药，但凯文说光是看着药就会觉得更安心，也感到自己更有能力应对。凯文尝试过许多方法，希望"去除"他的惊恐发作，包括放松训练、催眠、医生开的药物，但全都无效。凯文无法摆脱"自己的脑子肯定是出了问题"这样的想法，并觉得出现这些症状是自己软弱无力的表现。

马尔科

41 岁的消防员马尔科已经和妻子生活 8 年了。在一次意外中，他的一位同事遭受重伤，不久后，马尔科发现自己开始遭受梦魇的困扰。这些梦往往涉及马尔科在大火中无法帮助同事的情境，这使他在被梦魇惊醒后无法再次入睡。因此，马尔科终日昏沉疲惫，他觉得睡觉愈发痛苦，因此选择不断推迟入睡的时间。除了疲劳，马尔科在白天还频繁地因那些与同事相关的闯入性想法而无法集中注意力。即便试着放松，这些记忆也可能不请自来，使马尔科焦躁不安。他的妻子很关心马尔科，尝试询问他"在想什么"，但他宁可不讨论这些记忆，因为说出来让他觉得压力更大。与此同时，妻子发现马尔科的脾气也比平时更急躁。他看起来很容易被激怒，常常因为一些小问题而发火。比如，家里养的狗进屋子时，马尔科被吓到了，大叫着让狗滚开，事后他又感到内疚。当妻子提起他的急脾气时，马尔科认同并表示自己一直易怒、坐立不安，但他解释只是在家时很难放松下来。马尔科和妻子过往常常与朋友一起看电影或外出就餐，但这些活动现在已经难以再引起他的兴趣了。

在妻子的鼓励下，马尔科决定和心理治疗师谈谈。他前来寻求治疗时说到，自同事在火灾中受重伤以来，他就觉得一切都糟糕透了。马尔科对他的症状感到十分沮丧，他很困惑为什么自己在极度高压的工作中能表现得那么出色，却难以应对日常生活的压力。马尔科发现，自己常有自我批评的想法，并会反问自己："为什么我就不能振作起来呢？"

蕾切尔

　　33 岁的全职母亲蕾切尔与丈夫和 2 岁的孩子共同生活。蕾切尔形容自己是一个"严格的人"，喜欢遵守规则和惯例。当事情没有按计划进行时，她总觉得有点不舒服。在女儿出生后，蕾切尔开始注意到，连生活中细微的调整都会引发她难以承受的焦虑。例如，如果蕾切尔来不及在叠好衣服后立即把它们收起来，她就会感觉要发生非常可怕的事情。她留意到自己有一些关于女儿、丈夫或父母可能遭遇某种意外的闯入性想法。为了避免这些想法的产生，蕾切尔每天都竭尽全力地遵照自己的固有流程，一旦有什么事干扰流程的进行，她就会非常生气（例如，丈夫加班迟迟未归）。一旦这些闯入性想法出现，蕾切尔就会揉搓她口袋里的"忘忧石 ①"，并数餐厅里的地板格。这些做法会让蕾切尔觉得自己是在保护所爱的人。她懊恼于这些行为占用了大量时间，但一想到万一真能保障家人的安全，她又不愿放弃这些行为。

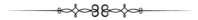

　　你可能注意到了，每个人的症状体验不同，但他们都因强烈的情绪影响而无法正常生活。他们应对情绪的消极方式驱使他们做了本不愿做的事——正如整个治疗项目反复提及的，这些做法（如逃离同学的聚会，不再开车，对伴侣发火，严格遵守某个流程）或许可以让他们在短期内好受些，但长期来看只会带来更多问题。

---

① 忘忧石（worry stone）是西方人用来缓解压力的一种物件，源于古希腊。人们会在石头上刻出拇指大小的凹痕，并用拇指摩挲石头的凹痕来放松身心。——译者注

本治疗项目治疗什么类型的障碍？

本治疗项目旨在帮助像阿米拉、凯文、马尔科和蕾切尔一样的人。通过着眼于处理那些消极应对强烈情绪的回避性反应，我们可以帮助有各类不同问题的人。本治疗项目将非常适合被视为情绪障碍的几种心理健康问题。这里做一个提醒，当一个人应对强烈情绪的方式极大妨碍了他的生活时，往往会产生情绪障碍。情绪障碍可表现为惊恐障碍、广泛性焦虑障碍、社交焦虑障碍和强迫症等焦虑相关障碍，抑郁是另一种常见的表现。表 1.1 描述了多种以难以应对的强烈情绪为特征的诊断问题。

表 1.1　情绪障碍

诊断	与情绪障碍相关的描述
惊恐障碍	患有惊恐障碍的人会经历惊恐发作——突然出现的强烈恐惧，并伴随着不适的身体感觉（例如，心悸、出汗、眩晕以及呼吸短促）。他们感到非常痛苦，想竭尽全力地回避这些体验。这种回避可以表现为远离惊恐发作可能发生的地点，避免乘坐公交车或地铁，拒绝含咖啡因的饮品。由于害怕惊恐发作而回避特定场合的情况被称为场所恐怖症。
广泛性焦虑障碍	患有广泛性焦虑障碍的人会陷入对各种各样主题的担忧（例如，能否准时、经济状况、自身或重要他人的健康状况、社交议题以及工作 / 学业情况）。通常，这种担忧是指向未来且过度的。一旦他们开始担忧，便很难停下来。因此，他们往往要做点什么来令自己好受些，比如打电话关心亲友，核查银行余额，过度准备或拖延，在网上检索大量信息。遗憾的是，这些行为只能让他们在短时间内好受点。
社交焦虑障碍	患有社交焦虑障碍的人会在可能被他人审视或评价的情境中感受到焦虑。为了不体验这些焦虑感，他们会避免进入有他人在场的地方（例如，聚会、公司的食堂）或者需要他们发言的场合（例如，要求做公开演讲的课）。他们还可能试图通过回避眼神接触或只讨论自己烂熟于心的话题来减轻焦虑。这些行为会让他们在当下不那么焦虑，但也强化了他们对于别人可能在评价自己的信念。
强迫症	强迫症的特点在于因一些看似荒谬的闯入性想法（例如，"如果碰到这个门把手，我就会感染艾滋病病毒"）而引发极大的痛苦。患有强迫症的人往往会采取一些行为去中和这些想法（强迫思维）。这些行为可能是耗时且功能不良的（例如，反复洗手），但他们仍坚持的原因是这些行为能缓解强迫思维引发的痛苦情绪，至少享有片刻安宁。遗憾的是，当把这些想法当作真的会发生一样来应对（通过强迫行为）时，它们在之后再次出现的可能性更大。

续表

诊断	与情绪障碍相关的描述
创伤后应激障碍	经历过某种创伤性事件（袭击、战争、虐待）的一些人可能罹患创伤后应激障碍。这种障碍的特点是会体验与事件相关的闯入性记忆，并引发个体的强烈不适感。由此，患有创伤后应激障碍的人会回避刺激源（使他们回忆起创伤的人群、情境、活动）。他们还可能采取能让他们在总体上感到安全的行为（例如，预备撤离方案，永远面朝着门）。遗憾的是，以仍处于危险中的状态来行事，只会增加他们的痛苦。
抑郁障碍（重性抑郁障碍、持续性抑郁障碍）	患有抑郁障碍的人往往会报告悲伤和绝望感。他们常缺乏足够的精力或动力去做从前感兴趣的事情。尽管动起来有显而易见的好处，但对他们而言，"走出低谷"通常是非常困难的。所以，他们更倾向于退缩，如取消计划和回避重要活动。尽管这种回避在短期内会缓解不适，但事实证明，这会加重抑郁的症状。
边缘型人格障碍	患有边缘型人格障碍的人所描述的所有情绪都很强烈——事实上，他们常因情绪变化过快而被形容为喜怒无常。他们会采取各种行为来应对消极情绪，以让自己在短期内感觉好些。但从长期来看，这样反而引发了更多的问题。这些行为包括和至亲之人吵架，在关系中寻求过度保证，暴饮暴食，吸毒，不顾后果的性行为，甚至故意伤害自己（例如，割伤、烧伤）。
进食障碍	进食障碍患者的消极情绪来源于对自己的身材、体重不满意或先占观念。为了避免对体重增加的焦虑，罹患神经性厌食症的个体可能限制自己的饮食或过度锻炼。而当患有神经性贪食的个体感觉压力过大时，可能暴饮暴食（这通常会导致麻木感）；但是暴食过后，他们又对过度进食感到内疚，并通过催吐来补偿。
自伤行为	虽然自伤行为不一定构成精神健康方面的诊断，但它经常被用来缓解消极情绪。这些行为可能包括自我伤害（如故意割伤、烧伤自己），过度的酒精摄入或物质使用，大发雷霆或斥责他人，以及其他冲动鲁莽行为（比如，不安全的性行为、过度消费等）。这些行为或许会让人暂时把他们的注意力从情绪上转移开，但长远来看，这将导致更消极的结果（甚至更多消极情绪）。

　　你可能已经见过精神健康专业人士了，并得到了一个或多个上述诊断。事实上，个体同时患有不止一种障碍是很常见的。这是因为在所有情绪障碍（以及自伤和物质滥用等相关问题）的背后，都有同样的过程——对强烈情绪的消极反应。这是我们研发本治疗项目的重要原因。无论是什么情绪问题，通过聚焦于消极应对情绪的回避性反应，我们都可以帮助你克服正体验的所有症状。

　　即便你没有得到任何诊断，本治疗项目可能仍然适合你。如果你的情绪（或你用来管理情绪的策略）干扰了你想过的生活，本书所教授的技术或许会有所帮助。对一些人来说，强烈的情绪几乎影响了他们生活的方方面面；对另一些人来说，应对情绪的困难只发生在一两种情况下（例如，公开演讲、亲密关系）。事实上，我们认为，每个人都可以从学习健康的应对情绪的方式中受益。无论如何，学会在情绪出现时尽可能地接纳它们，可以使情绪管理慢慢变得更可控。

本治疗项目适用于你的症状吗？

为了更好地帮你判断本治疗项目是否适用于你体验到的症状，请回答以下问题并勾选相应的方框。

- 你是否经常在生活中的一个或多个情境中体验到强烈的情绪？
  □是　　　□否
- 你是否觉得自己的情绪令你感到不适，或是否认为它们是软弱的象征？
  □是　　　□否
- 你是否发现自己在想方设法地避免感受某些情绪？这是否在干扰你过上想要的生活？
  □是　　　□否

如果你对上述任何一个问题勾选了"是"，那么本书介绍的治疗项目能帮助你获得对自己情绪更多的掌控感。尽管看起来似乎有违常理，但通过接纳并不断直面情绪，你目前感受到的强烈情绪将随着时间而逐渐变得更可控。但若持续地回避情绪，这些情绪将更频繁（也更强烈）地出现，你的生活会相当受限。

小结

　　本治疗项目旨在帮助那些正与不舒服、不想要或难以承受的情绪做斗争的人。顾名思义，有情绪障碍的人会体验到强烈的情绪。他们也倾向于消极地看待情绪，往往试图回避或赶走情绪。本章的四个主人公展示了情绪可能以多种方式影响个体的生活。本书提到的各种障碍都可以归属到情绪障碍的不同类别，包括了不同类型的焦虑障碍（社交焦虑障碍、惊恐障碍、广泛性焦虑障碍）、强迫症、创伤后应激障碍和抑郁障碍。本治疗项目旨在直接解决令人难以忍受的情绪体验，这也是所有情绪障碍的核心问题。

　　下一章将展开对本治疗项目的概述。这将帮助你进一步确定本治疗项目是否适合你。

目标

- 简要概述本治疗项目所教授的技术。
- 强调练习这些技术的重要性。
- 描述如何将本治疗项目与其他治疗方法（如药物治疗和其他类型的心理治疗）结合使用。
- 判断现在是否为执行本治疗项目的合适时机。

上一章讨论了这种治疗方法可以解决的一些问题，现在来看看本治疗项目是否适合你。

本治疗项目的大纲

本书的每一章都会教授你管理情绪的新技术。在此提醒，治疗的总目标是你在情绪出现时能变得更加接纳它们，并做出更有效的应对。

如果把与自身情绪建立更健康的关系比作建造一座新房子（见图 2.1），那么你需要从打下坚实的地基开始。首先，我们将鼓励你识别为求改变而参与本治疗项目的自身原因，以激励自己尽最大的努力掌握这些技术（见第四章——"设定目标和维持动机"）。

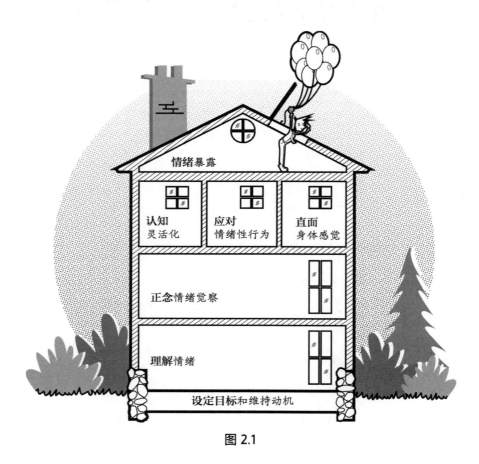

图 2.1

　　在打牢了迈向成功所需的地基后，本治疗项目的一楼是学习如何更好地理解自身的情绪体验。鉴于要去接纳和贴近情绪听起来也许与你所预期的截然不同，我们将首先讨论人为什么会产生情绪，以及情绪对我们有什么用。我们还会探讨如何将你的情绪拆分成更容易处理的成分。具体而言，我们会让你关注自身的想法（你想了什么）、身体感觉（你的身体感受到了什么）和行为（你做了什么）。这将帮助你理解情绪是如何逐步增强，以至于变得难以忍受的（见第五章和第六章——"理解情绪"）。这个情绪的三成分模型（想法、身体感觉和行为）会贯穿整个治疗项目。

在探讨了接纳情绪的原因之后，我们将教授一种帮助你以更为接纳的方式与情绪建立联结的技术，名为"**正念情绪觉察**"（见第七章）。你可以把它想象成登上房子的二楼，从不一样的角度看待你的情绪体验。具体而言，我们会请你以一种非评判的方式自上而下地观察你的想法、身体感觉和行为。也就是说，你会练习更接纳地应对自己的情绪反应，毕竟指责自己只会让你感到更糟糕。

下一步则是逐一关注情绪的三成分：想法、身体感觉和行为。每种成分各占据了房子三楼的一个房间——而每扇门后都有一种新的应对技术。首先，你将了解自己在生活中的不同情境下产生的想法如何影响了你面对它们时的感受。我们会教你一项叫作"**认知灵活化**"的技术（见第八章），它启迪人们不盲从于第一印象，使你能以更灵活的方式看待事物。接下来将聚焦一项叫作"**应对情绪性行为**"的技术（见第九章）。此时，我们会让你开始以贴近情绪的方式行事，而不是把情绪推开。最后，你会学到"**理解并直面身体感觉**"的技术（见第十章）。我们会讨论身体感觉如何影响你的情绪体验，还会教你做一些练习，帮助你更舒适地体验随情绪而来的身体感觉。

在学会了应对强烈情绪的技术之后，把它们付诸实践是非常重要的一步。而最好的方法就是直面那些会引发强烈情绪的情境或活动。我们把这些实践叫作"**情绪暴露**"（见第十一章）。除了帮助你练习新学的技术，情绪暴露还能让你了解到一些关于情绪的重要信息：情绪只是暂时的，我们比自己预想的更能耐受它们。亲身体会（与阅读本书相比）是培养被反复提及的接纳情绪的有效方式。所以情绪暴露便是本治疗项目的顶峰，占据着房子的阁楼。

到本书的最后一章，"**自此向上**[①]"（见第十三章）则致力于保证你能长久维持通过努力所取得的治疗成果。

[①] 自此向上（moving UP from here），此处一语双关。UP 既是向上的意思，也是本治疗项目——情绪障碍跨诊断治疗的统一方案——的缩写；既指读者在完成本治疗项目后重新启程，也指读者的人生自此一路向上、向好发展。——译者注

你应当如何使用这本治疗手册？

本治疗项目的模块化设计允许你按照自身的节奏来推进，但我们建议你在每一章都投入充足的时间，以便熟练地使用里面的技术。在每一章的最后都会有一个自测练习，帮助你检测对每一章所教授技术的熟练程度。自测练习的答案可在附录 A 中查看。如果你觉得理解自测练习对应的答案有困难，请翻回对应章节再仔细阅读一遍。

每一章还包含一些练习，帮助你练习这些技术，以应对生活中的强烈情绪。练习是极其重要的！仅阅读本书是不够的——你需要在应对情绪的方式上做出实质性的改变，这样才看得出你在感知情绪上的进步。你可以把这个过程比作参加一场马拉松赛跑。你不能光是报了个名，就觉得自己能跑 42 千米了。你得每天都比前一天多锻炼一会儿，直到锻炼出足以跑完全程的能力。这也是我们为什么要讨论"设定目标和维持动机"（见第四章），以确保你已经准备好全情投入本治疗项目了。

你可以同时进行本治疗项目和别的治疗吗？

如果你已经参与其他帮助你应对消极情绪的治疗项目了，那么你应当在该项目完全结束后再进行本治疗项目。因为有时候，不同的治疗项目可能在你应该如何控制自身症状方面提供令人混淆的建议。如果你刚参与其他的治疗项目不久，你应当给予它充分的时间以查验成效。若你在其他项目结束时还饱受病症困扰，那么你可以试着换成本治疗项目。另外，如果你是出于别的原因（如支持性心理咨询、婚姻咨询）而在进行其他治疗，那么你完全可以同时进行本治疗项目。

如果你目前在通过药物来控制症状，那么你可以在进行本治疗项目的过程中继续服用药物。需要注意的是，某些药物是用来抑制情绪的，包括常见的处方药如阿普唑仑或者氯硝西泮。由于本治疗项目的目标是帮助你练习更有效地应对你所体验的情绪，因此这些药物可能使你较难从本治疗项目中充分获益。第十二章（"药物在情绪障碍治疗中的作用"）将会介绍为正在经历痛苦的情绪挣扎的人而开的不同种类的药物，以及它们可能如何影响本治疗项目的干预进程。

我们建议你在医疗保健人员或心理治疗师的帮助下参与本治疗项目。当然，你也可以选择自行完成本治疗项目。

本治疗项目的优点是什么？

本治疗项目是由美国波士顿大学焦虑及相关障碍治疗中心研发的。本中心致力于开展前沿研究，以了解情绪障碍的发展及治疗的最佳方法。本中心研究人员在成功研发常见精神障碍的治疗方案上有着悠久的历史。我们迄今已经对数百名患者使用了本治疗项目，其中大约70%的患者感受到了显著的改善。大多数患者指出，他们能够借助本治疗项目所教授的技术来更好地处理情绪。此外，许多患者还提出，他们在生活中各方面的能力都有了显著提高（例如，改善了人际关系，提升了工作表现）。你可以通过每周完成简短的问卷调查，来监测自己在整个治疗项目过程中取得的进展。这种进展监测将在第三章（"学会记录情绪"）中具体展开。本治疗项目让你有机会重新找回因症状而错失的部分生活。

诚然，我们不能保证这些技术会为每个人带来显著的改善。但是，预测成功的最重要因素是你在本治疗项目上付出的努力。你投入得越多，收获得也越多。

本治疗项目需要投入哪些成本？

正如你想实现的其他重要目标，改变应对情绪的方式也需要付出努力。在使用本书的过程中，最大的成本是时间和精力。你需要准备好在每天都预留出时间来练习所学习的技术。此外，最好能做到按部就班地坚持练习，而不是三天打鱼，两天晒网。就像报名参加了学校的一项课程，在开始的前三四个月，你要学习新的概念，并且及时完成作业以巩固所学知识。如果你无法做出这样的承诺，那么也许此时并不是尝试本治疗项目的合适时机。要让本治疗项目真正发挥作用，你需有意愿从头到尾地坚持下去。要知道，许多人在决定面对困难情绪时都会觉得紧张。然而，当一步一步地向前走时，人们就会为自己的变化感到惊喜。

小结

本章概述了本治疗项目涵盖的技术，这些技术针对的是你的痛苦得以维持的原因——你应对情绪的方式。若能经常练习，这些技术将发挥最大效用。你可以独自完成本治疗项目，但我们发现，有心理治疗师的陪伴会很有帮助。你也可以继续使用药物来缓解症状，同时请参见第十二章来了解药物在治疗情绪障碍中的作用。总体而言，大部分完成了本治疗项目的人至少在症状上都有所改善，其中大多数人取得了显著的疗效。下一章将讨论如何监测你的情绪，以便充分使用本治疗项目。

第三章 ▶ 学会记录情绪

目标

- 了解坚持做记录的重要性。
- 介绍用于监测情绪的各种问卷。
- 学习如何在治疗过程中追踪进展。

核心概念

本章将帮你了解监测和记录自身情绪的重要性。在整个治疗项目中，你需要通过后面每章结束部分的家庭作业工作表来练习相应技术，并记录你所付出的努力。我们还会请你监测每周体验到的情绪。持续记录你的感受，将帮助你理解改变自身与情绪的关系是如何与你所取得的疗效进展相对应的。

为什么要花时间做记录？

定期记录你的情绪之所以重要，原因有很多。首先，强烈的焦虑、悲伤或其他不舒服的情绪通常会让人感觉无所适从。学会做自身情绪的观察者，是理解这些情绪体验和获得掌控感的第一步。在整个治疗过程中，你将学习特定的技术，来帮助你以更有益的方式应对情绪。鉴于每个人都有独特的情绪体验，以自身为例去做记录也会帮助你更好地应用治疗策略来满足你的个人需求。在练习使用这些新技术时，持续的监测能明显反映它们对你情绪的影响，你便能够回答"这个新策略有什么帮助？"的问题。最后，在治疗过程中监测你的整体进展，将帮助你追踪自己所取得的进步。

成为一名客观的观察者

比起简单地问自己"我最近感觉如何？"，借助系统化的方法监测你的情绪更能提供准确的信息。如果要你描述自己过去一周的状态，你也许会说这一周非常糟糕，尽管事实上你在某些时候感觉还行。或者，你可能根据过去几天的感觉来评估你一整周的状态。沉浸在自身的消极情绪中，会让你很容易忘记并没有那么难受的时刻。不仅如此，这些对自身总体表现的消极评价可能导致你陷入持续的焦虑、悲伤或其他令人痛苦的情绪体验。记录你的情绪可以帮助你意识到自身的情绪波动。通过这个过程，你将开始对身上真正发生的状况有更实际的认识，从而使你更有掌控感。

有时，人们会担心持续记录情绪体验会让自己感觉更糟。然而真正重要的是了解你观察自身情绪的方式。例如，关注你的感受有多糟糕，你的情绪在多大程度上干扰了你的生活，你对控制它们感到多么无助，这些都是主观监测。

相比之下，我们希望你使用的客观监测是一种更"科学"地观察情绪的方式。在本治疗项目的推进过程中，你将学习做一些记录，比如，在一周内有多少次体验到了某种不好的情绪，在感到痛苦之前发生了什么，以及你是如何反应的（你当时想了什么，做了什么，你的身体感受到了什么）。换句话说，你只需要记录事实和证据，而不用管你对这段体验是好还是坏的判断或评估。

起初，从主观监测转换到客观监测或许会稍显困难。当你开始使用本书中的工作表时，你甚至可能注意到自己的痛苦增加了，因为你正用旧的主观方式把注意力集中在情绪上。不过，随着不断练习，你会慢慢发现切换到客观监测的方式越来越容易。

你需要记录什么？

当你通读本书的每一章时，你会看到一些具体的工作表，这些工作表是用来帮助你练习每一项新技术的。此外，有四张工作表是你会在整个治疗项目中持续使用的。前两张工作表可以帮你客观地记录在过去一周里总体的焦虑和抑郁的频率，以及这些情绪对你日常生活造成了多大程度的干扰。这两张工作表被称为"总体焦虑水平及干扰程度量表（Overall Anxiety Severity and Interference Scale）"（后文简称为焦虑量表，见工作表 3.1）和"总体抑郁水平及干扰程度量表（Overall Depression Severity and Interference Scale）"（后文简称为抑郁量表，见工作表 3.2）。在治疗期间，你每周都需要用这两张工作表进行评分，以评估自身取得的进展。

此外，我们还提供了另外两张也许对你跟进治疗进展有用的工作表。首先，如果其他情绪（除焦虑和抑郁以外，例如，愤怒、羞愧、嫉妒）给你造成了明显的压力或干扰，你可以使用"其他情绪水平及干扰程度量表（Other Emotion Severity and Impairment Scale）"（后文简称为其他情绪量表，见工作表 3.3），来追踪它们。此外，如果你很难感受到积极情绪（例如，喜悦、兴奋），那么我们鼓励你使用"总体积极情绪量表（Overall Positive Emotion Scale）"（后文简称为积极情绪量表，见工作表 3.4），以帮助你回想在过去一周里感受过积极情绪的时刻。

　　坚持记录情绪体验的变化是推动你继续前行的重要方式，特别是在你可能感到沮丧或气馁的时候。请使用每周从"工作表 3.1：**焦虑量表**"和"工作表 3.2：**抑郁量表**"（以及你可能也在使用的"工作表 3.3：**其他情绪量表**"和"工作表 3.4：**积极情绪量表**"）中收集的信息，并在"工作表 3.5：**进展记录**"上记录你的进展。"工作表 3.5：**进展记录**"旨在简明地展示你所取得的进步，以便一目了然地看到你在整个治疗过程中的变化。本章的最后提供了空白的"工作表 3.5：**进展记录**"，其中的横轴数字代表这是你参加本治疗项目的第几周，纵轴的数字用来标记你每周在焦虑量表、抑郁量表、其他情绪量表和积极情绪量表上的得分。为了加以区分，你可以用不同颜色的笔或不同的形状来标记在上述量表上的得分。如果你正和心理治疗师一起完成本治疗项目，那么心理治疗师可能会要求你在每次治疗开始时先填写这些量表，你同样需要在"工作表 3.5：**进展记录**"上标记你每周的进展情况。

　　有关"工作表 3.5：**进展记录**"的示例，请参见附录 B。通常，在我们的预期中，一旦你开始练习治疗项目中的技术，你就会体验到焦虑、抑郁和其他消极情绪的减少。与之相对的是，当你着手处理生活中的问题时，你也会体验到积极情绪的增加。但同时请注意，进步并不是线性的，在这个过程中会出现起起伏伏。绝大多数人都是如此，你可能发现自己的进步轨迹也类似。在许多时候，人们会在压力较大的阶段注意到自己的焦虑和抑郁折线出现了情绪的"高峰点"。人们还会留意到，当生活中发生重大且艰难的改变时，痛苦也会增加。在这些情况下，痛苦的增加标志着我们对自己发起了真正的挑战。如果你发现自己的感受似乎比上一周糟糕，请迎接挑战，继续前进。本治疗项目的目标是减少痛苦情绪中的"高峰点"。通过不断练习，即便它们再出现，你也能够以不同的方式应对，使你的情绪体验不那么强烈，持续时间也不那么长。

小结

　　无论怎么强调坚持做记录的重要性都不为过。请记住，主观监测和客观监测是有区别的，前者关注的是你感觉有多糟糕，而后者是以更科学的方式观察你的情绪状态。每周完成"工作表 3.1：**焦虑量表**""工作表 3.2：**抑郁量表**"（以及"工作表 3.3：**其他情绪量表**"和"工作表 3.4：**积极情绪量表**"）与"工作表 3.5：**进展记录**"，将帮助你客观地看待自己的进步。起初，你可能需要逼迫自己做记录，但只要坚持下去，这个过程会逐渐变得容易，甚至令人备受鼓舞。这些记录不仅可以给你提供反馈，也对你的心理治疗师（如果有）非常有用。

　　下一章将介绍两个更重要的概念，它们将帮助你为开始本治疗项目做好准备——设定治疗目标和维持你参与治疗的动机。

家庭作业

- 请使用"工作表 3.1：**焦虑量表**"和"工作表 3.2：**抑郁量表**"来持续监测你每周的情绪体验。养成习惯，来客观地记录你在过去一周中体验到焦虑和抑郁的频率，以及这些感觉对你日常生活的干扰程度。复印这些工作表可能有帮助，这样你每周都可以完成新的空白工作表。

- 可选作业——请使用"工作表 3.3：**其他情绪量表**"和"工作表 3.4：**积极情绪量表**"来持续监测你每周的情绪体验。选择你最常有的一种消极情绪（如愤怒、羞愧），客观地评估它们在过去一周中出现的频率，以及你在过去一周中感受到积极情绪的频率。

- 请使用"工作表 3.5：**进展记录**"绘制你在整个治疗过程中的进展，每周记录**焦虑量表**和**抑郁量表**（以及**其他情绪量表**和**积极情绪量表**）的总分。

自测练习

请回答下列问题，并在所选的正确或错误选项上打钩。答案见附录 A。

1. 坚持做记录能帮助你更好地理解你的情绪体验。

    ☐正确　　　☐错误

2. 客观监测和记录指的是聚焦于你的感觉有多糟糕。

    ☐正确　　　☐错误

3. 你应该能够在不练习的情况下轻松地从主观监测切换到客观监测，如果你做不到，那么你肯定做错了。

    ☐正确　　　☐错误

4. 客观监测和记录会帮助你获得关于感受的更准确信息；例如，让你看到在你认为全然糟糕的一周里，实际上可能有一些不错的时刻。

    ☐正确　　　☐错误

工作表 3.1：总体焦虑水平及干扰程度量表

　　下列问题询问的是有关焦虑和害怕的情况。在每一题中，圈出最符合你**过去一周**的感受所对应的数字。

1. 在过去的一周里，你有多频繁地感觉焦虑？

0 = 过去一周**没有**焦虑。

1 = **很少**焦虑：偶尔感觉焦虑。

2 = **有时**焦虑：有一半时间感觉焦虑，难以放松。

3 = **经常**焦虑：在大多数时间里感觉焦虑，很难放松。

4 = **总是**焦虑：在所有时间里都感觉焦虑，从未真正放松。

2. 在过去的一周里，当你感觉焦虑时，你的焦虑有多强烈或多严重？

0 = **极少或没有**：没有焦虑或几乎不明显。

1 = **轻度**：焦虑强度低。当我感觉疲劳的时候可以放松。生理症状只让人轻微不适。

2 = **中度**：有时焦虑令人痛苦。难以放松或集中注意力，但如果努力的话仍能做到。生理症状让人不适。

3 = **重度**：大部分时间的焦虑都很强烈。很难放松或把注意力放在其他事情上。生理症状让人非常不适。

4 = **极度**：被焦虑淹没。基本上不可能放松。生理症状让人无法忍受。

3. 在过去的一周里，你有多频繁地因为焦虑或害怕而回避情境、地点、事物或活动？

0 = **没有**：我并没因为害怕而回避情境、地点、事物或活动。

1 = **很少**：我偶尔回避一些东西，但通常会去面对那些情境或事物。我的生活方式没有受到影响。

2 = **有时**：我有些害怕某些情境、地点或事物，但还能处理。我的生活方式只在少数方面有所改变。当我独自一人的时候，我总是或几乎总是回避自己害怕的东西，但如果有人陪伴，我就能处理了。

3 = **经常**：我的害怕程度相当严重，并且真的在尽力回避使我受惊的东西。为了回避这些情境、地点、事物或活动，我已经对自己的生活方式做出了重大改变。

4 = **总是**：回避某些情境、地点、事物或活动已经占据了我的生活。我的生活方式受到广泛影响，我不再去做那些曾经让我乐在其中的事情了。

4. 在过去的一周里，焦虑在多大程度上干扰了你在学校、工作或家庭里需要完成任务的能力？

0 = **没有**：焦虑没有干扰我的学校、工作或家庭生活。

1 = **轻度**：焦虑对我的学校、工作或家庭生活造成了一些干扰。做事情变得更困难，但一切需要做的仍能完成。

2 = **中度**：焦虑确实干扰了任务的完成。大部分事情仍能完成，但无法做得像往常一样好。

3 = **重度**：焦虑真的改变了我完成任务的能力。有些任务仍能完成，但还有很多无法完成。毫无疑问，我的表现受到了影响。

4 = **极度**：焦虑使我不能胜任。我无法完成学业和工作任务。我不得不辍学、辞职或被解雇，或者无法履行家庭责任，常需要面对账单催收、租房被收回等问题。

5. 在过去的一周里，焦虑在多大程度上干扰了你的社交生活和人际关系？

0 = **没有**：焦虑没有影响我的人际关系。

1 = **轻度**：焦虑轻微干扰了我的人际关系。我的一些友谊及其他人际关系受到了影响，但总体上，我的社交生活仍旧令人满意。

2 = **中度**：我的社交生活受到了一些干扰，但我仍能有一些亲密的人际关系。我没有花像往常一样多的时间与别人相处，但我有时可以参加社交活动。

3 = **重度**：焦虑使我的友谊及其他人际关系受到了很大影响。我不喜欢社交活动，也很少参加社交活动。

4 = **极度**：焦虑使我的社交活动完全陷入混乱。我所有的人际关系都受到了影响，有些甚至结束了。我的家庭生活氛围极度紧张。

总分：＿＿＿＿＿＿

转自 Norman, S. B., Cissell, S. H., Means-Christensen, A. J., & Stein, M. B. (2006). Development and validation of an overall severity and impairment scale (OASIS). *Depression and Anxiety, 23*, 245–249.

工作表 3.2：总体抑郁水平及干扰程度量表

下列问题询问的是有关抑郁的情况。在每一题中，圈出最符合你**过去一周**的感受所对应的数字。

1. 在过去的一周里，你有多频繁地感觉抑郁？

0 = 过去一周**没有**抑郁。

1 = **很少**抑郁：偶尔感觉抑郁。

2 = **有时**抑郁：有一半时间感觉抑郁。

3 = **经常**抑郁：在大多数时间里感觉抑郁。

4 = **总是**抑郁：在所有时间里都感觉抑郁。

2. 在过去的一周里，当你感觉抑郁时，你的抑郁有多强烈或多严重？

0 = **极少或没有**：没有抑郁或几乎不明显。

1 = **轻度**：抑郁强度低。

2 = **中度**：有时抑郁强烈。

3 = **重度**：大部分时间的抑郁都很强烈。

4 = **极度**：被抑郁淹没。

3. 在过去的一周，你有多频繁地因为抑郁而难以参与自己平常喜爱的活动或对此提不起兴趣？

0 = **没有**：我并没因为抑郁而难以参与自己平常喜爱的活动或对此提不起兴趣。

1 = **很少**：我偶尔因为抑郁而难以参与自己平常喜爱的活动或对此提不起兴趣。我的生活方式没有受到影响。

2 = **有时**：我因为抑郁而有些难以参与自己平常喜爱的活动或对此提不起兴趣。我的生活方式只在少数方面有所改变。

3 = **经常**：我因为抑郁而在相当程度上难以参与自己平常喜爱的活动或对此提不起兴趣。由于无法对过去喜爱的活动感兴趣，我已经对自己的生活方式做出了重大改变。

4 = **总是**：我因为抑郁而无法参与自己平常喜爱的活动或对此提不起兴趣。我的生活方式受到了广泛影响，我不再去做那些曾经让我乐在其中的事情了。

4. 在过去的一周里，抑郁在多大程度上干扰了你在学校、工作或家庭里需要完成任务的能力？

0 = **没有**：抑郁没有干扰我的学校、工作或家庭生活。

1 = **轻度**：抑郁对我的学校、工作或家庭生活造成了一些干扰。做事情变得更困难，但一切需要做的仍能完成。

2 = **中度**：抑郁确实干扰了任务的完成。大部分事情仍能完成，但无法做得像往常一样好。

3 = **重度**：抑郁真的改变了我完成任务的能力。有些任务仍能完成，但还有很多无法完成。毫无疑问，我的表现受到了影响。

4 = **极度**：抑郁使我不能胜任。我无法完成学业和工作任务。我不得不辍学、辞职或被解雇，或者无法履行家庭责任，常需要面对账单催收、租房被收回等问题。

5. 在过去的一周里，抑郁在多大程度上干扰了你的社交生活和人际关系？

0 = **没有**：抑郁没有影响我的人际关系。

1 = **轻度**：抑郁轻微干扰了我的人际关系。我的一些友谊及其他人际关系受到了影响，但总体上，我的社交生活仍旧令人满意。

2 = **中度**：我的社交生活受到了一些干扰，但我仍能有一些亲密的人际关系。我没有花像往常一样多的时间与别人相处，但我有时可以参加社交活动。

3 = **重度**：抑郁使我的友谊及其他人际关系受到了很大影响。我不喜欢社交活动，也很少参加社交活动。

4 = **极度**：抑郁使我的社交活动完全陷入混乱。我所有的人际关系都受到了影响，有些甚至结束了。我的家庭生活氛围极度紧张。

总分：＿＿＿＿＿

转自 Barlow, D. H., Ellard, K. K., Fairholme, C. P., Farchione, T. J., Boisseau, C. L., Ehrenreich May, J. T., & Allen, L. B. (2011). *Unified Protocol for Transdiagnostic Treatment of Emotional Disorders, Workbook*. New York: Oxford University Press. Reprinted with permission.

工作表 3.3：其他情绪量表

找出你一直在与之抗争的情绪体验（例如，愤怒、羞愧、嫉妒）。在每一题的 ___ 中填入相应的情绪。在每一题中，圈出最符合你过去一周的感受所对应的数字。

1. 在过去的一周里，你有多频繁地感受到_____？

0 = **没有**：在过去一周里没有感觉到这个情绪。

1 = **很少**：偶尔感觉到了这个情绪。

2 = **有时**：在一半时间里感觉到了这个情绪。

3 = **经常**：在大多数时间里感觉到了这个情绪。

4 = **总是**：在所有时间里都感觉到了这个情绪。

2. 在过去的一周里，当你感觉_____时，你的_____有多强烈或多严重？

0 = **极少或没有**：没有感觉到这个情绪或几乎不明显。

1 = **轻度**：这个情绪强度低。

2 = **中度**：这个情绪有时强烈。

3 = **重度**：这个情绪在大部分时间都很强烈。

4 = **极度**：被这个情绪淹没。

3. 在过去的一周里，你有多频繁因为_____而难以参与自己平常喜爱的活动或对此提不起兴趣？

0 = **没有**：我并没因为这个情绪而难以参与自己平常喜爱的活动或对此提不起兴趣。

1 = **很少**：我偶尔因为这个情绪而难以参与自己平常喜爱的活动或对此提不起兴趣。我的生活方式没有受到影响。

2 = **有时**：我因为这个情绪而有些难以参与自己平常喜爱的活动或对此提不起兴趣。我的生活方式只在少数方面有所改变。

3 = **经常**：我因为这个情绪而在相当程度上难以参与自己平常喜爱的活动或对此提不起兴趣。由于无法对过去喜爱的活动感兴趣，我已经对自己的生活方式做出了重大改变。

4 = **总是**：我因为这个情绪而无法参与自己平常喜爱的活动或对此提不起兴趣。我的生活方式受到了广泛影响，我不再去做那些曾经让我乐在其中的事情了。

4. 在过去的一周里，_____在多大程度上干扰了你在学校、工作或家庭里需要完成任务的能力？

0 = **没有**：这个情绪没有干扰我的学校、工作或家庭生活。

1 = **轻度**：这个情绪对我的学校、工作或家庭生活造成了一些干扰。做事情变得更困难，但一切需要做的仍能完成。

2 = **中度**：这个情绪确实干扰了任务的完成。大部分事情仍能完成，但无法做得像往常一样好。

3 = **重度**：这个情绪真的改变了我完成事情的能力。有些任务仍能完成，但还有很多无法完成。毫无疑问，我的表现受到了影响。

4 = **极度**：这个情绪使我不能胜任。我无法完成学业和工作任务。我不得不辍学、辞职或被解雇，或者无法履行家庭责任，常需要面对账单催收、租房被收回等问题。

5. 在过去的一周里，＿＿＿＿＿＿＿在多大程度上干扰了你的社交生活和人际关系?

0 = **没有**：这个情绪没有影响我的人际关系。

1 = **轻度**：这个情绪轻微干扰了我的人际关系。我的一些友谊及其他人际关系受到了影响，但总体上，我的社交生活仍旧令人满意。

2 = **中度**：我的社交生活受到了一些干扰，但我仍能有一些亲密的人际关系。我没有花像往常一样多的时间与别人相处，但我有时可以参加社交活动。

3 = **重度**：这个情绪使我的友谊及其他人际关系受到了很大影响。我不喜欢社交活动，也很少参加社交活动。

4 = **极度**：这个情绪使我的社交活动完全陷入混乱。我所有的人际关系都受到了影响，有些甚至结束了。我的家庭生活氛围极度紧张。

总分:＿＿＿＿＿＿＿

工作表 3.4：积极情绪量表

下列问题询问的是有关积极情绪的情况。在每一题中，圈出最符合你**过去一周**的感受所对应的数字。

1. 在过去的一周里，你有多频繁地感觉到积极情绪（例如，快乐、兴奋、喜悦等）？

0 = **没有**感觉到积极情绪：在过去一周里没有感觉到积极情绪。

1 = **很少**感觉到积极情绪：偶尔感觉到了积极情绪。

2 = **有时**感觉到积极情绪：有一半时间感觉到了积极情绪。

3 = **经常**感觉到积极情绪：在大多数时间里感觉到了积极情绪。

4 = **总是**感觉到积极情绪：在所有时间里都感觉到了积极情绪。

2. 在过去的一周里，当你感觉到积极情绪时，你的感觉有多强烈？

0 = **极少或没有**：没有感觉到积极情绪或几乎不明显。

1 = **轻微**：积极情绪强度低。

2 = **良好**：有时感觉到积极情绪强烈。

3 = **很好**：大部分时间感觉到强烈的积极情绪

4 = **极佳**：持续感觉到强烈的积极情绪。

3. 在过去的一周里，你有多频繁因为积极情绪而参与自己平常喜爱的活动或对此保持着兴趣?

0 = **没有**：我无法参与自己平常喜爱的活动或对此提不起兴趣，因为我的积极情绪很少。

1 = **很少**：我偶尔因为积极情绪而参与或保持对活动的兴趣。

2 = **有时**：我有时因为积极情绪而参与或保持对活动的兴趣。我在日常生活中只安排少量我喜欢的活动。

3 = **经常**：我经常因为积极情绪而参与或保持对活动的兴趣。我对日常生活的安排做出了改变，加入更多我喜欢的活动。

4 = **总是**：积极情绪帮助我参与或保持对几乎所有活动的兴趣。从我的日常生活可以看出我最喜欢的活动。

4. 在过去的一周里，你的积极情绪在多大程度上提升了你在学校、工作或家庭里需要完成任务的能力？

0 = **没有**：积极情绪没有提升我在学校、工作或家庭生活方面的能力。

1 = **轻微**：积极情绪稍微提升了我在学校、工作或家庭生活方面的能力。

2 = **良好**：积极情绪确实提升了我在学校、工作或家庭生活方面的能力。

3 = **很好**：积极情绪较大程度地提升了我在学校、工作或家庭生活方面的能力。

4 = **极佳**：积极情绪以所能想到的最好的方式改善了我的生活质量。

5. 在过去的一周里，积极情绪在多大程度上改善了你的社交生活和人际关系？

0 = **没有**：积极情绪没有影响我的人际关系。

1 = **轻微**：积极情绪稍微改善了我的人际关系。

2 = **良好**：积极情绪确实改善了我的社交生活。我注意到，我在社交生活中更加享受，并参与了更多的社交互动。

3 = **很好**：积极情绪使我的友谊和其他关系得到了很大的改善。我喜欢社交活动，经常参加社交活动。

4 = **极佳**：积极情绪彻底改善了我的社交活动。我所有的关系都得到了改善。我的家庭生活氛围是积极的。

总分：_____

工作表 3.5：进展记录

请在本工作表上标出你每周在焦虑量表、抑郁量表（以及你可能也在使用的其他情绪量表、积极情绪量表）上的总分。

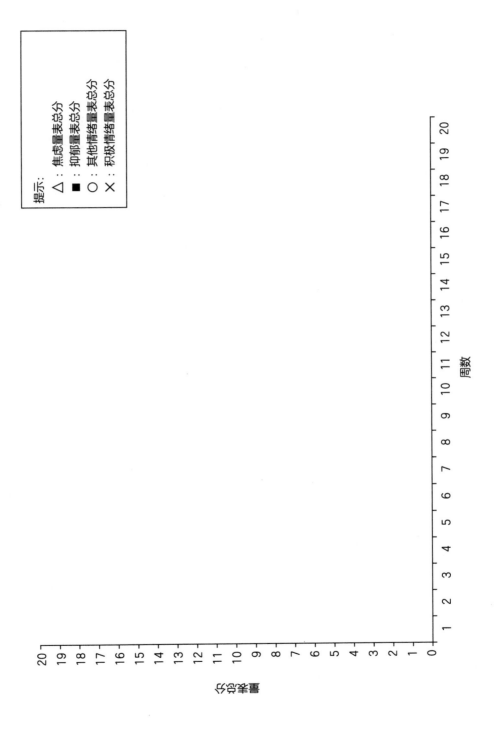

提示：
△：焦虑量表总分
■：抑郁量表总分
○：其他情绪量表总分
✕：积极情绪量表总分

周数

目标

- 确定在治疗过程中要重点关注的首要问题。
- 确定解决主要问题的具体步骤。
- 讨论动机对治疗成功的重要性。
- 探索做出改变与维持不变的代价与收益。

回顾家庭作业

你是否完成了上周的**焦虑量表**和**抑郁量表**（还有你决定填写的其他**情绪量表**和**积极情绪量表**）？你是否把各量表总分都登记在"工作表 3.5：**进展记录**"上了？如果你的回答都是肯定的，那太棒了！以后回顾时，这些初始记录就是你的治疗起点。在接下来的章节中，你会用到更多的工作表，来帮助你练习新的技术，因此现在养成做记录的习惯是一个好开端。如果你在过去的一周没有做记录，想一想是什么阻碍了你记录自身的感受，以及可以做些什么来帮助你坚持做记录。你能在每天中抽出 10 分钟的时间用来做记录吗？你能把工作表放在显眼的位置以提醒自己去完成它们吗？或者在日历中添加提醒来提示自己？请记住，坚持做记录会帮助你培养更客观的自我觉察，并追踪你在整个治疗过程中取得的进展。如果你还没有在上一周通过**焦虑量表**和**抑郁量表**来完成监测，我们建议你在完成之后，再进行接下来的议程。

核心概念

我们已经说明了在治疗过程中监测情绪体验和进展的重要性。本章将重点识别情绪是如何干扰到你的生活的，这也是你想要解决的主要问题。本章还将讨论寻找并保持动力去做出艰难的改变的重要性。本章所涵盖的主题共同构成了与情绪建立更健康关系的必要"地基"（见图 4.1）。本书中的其他技术都建立在这个基础之上。

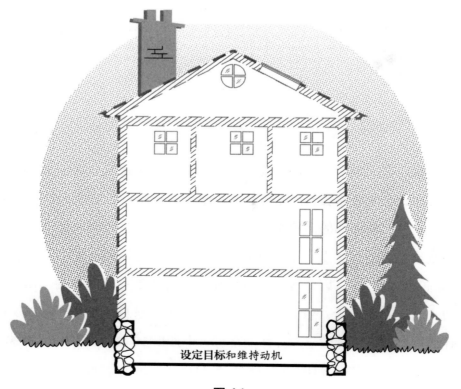

图 4.1

明确问题清单

　　做出改变的第一步是弄清楚你所经历的问题是什么类型的。通过更好地理解目前的困扰，你将能明白如何在本治疗项目中投入精力。以一种具体的、可量化的方式澄清主要问题至关重要，这样你才能确认自己是否正在朝着所希望的变化前进。从一些最基础的问题开始讨论可能会有帮助：你的情绪（例如，陷入悲伤、焦虑、内疚、愤怒的体验）给生活的哪些方面造成了困扰？你是否不再做自己以往喜欢的事请了？你是否有为了避免不适的情绪体验而错过一些事？有时候，人们试图控制消极情绪的方法反而引发了更多问题（例如，为了在社交场合感觉自在而喝酒，为了感觉麻木而割伤自己，为了减少焦虑而反复检查门锁）。你的某些行为是否已经变成了困扰你的问题？你的消极情绪是否影响了你的人际关系？你对前面某些问题的回应也许有助于厘清你想要解决的主要问题。请在下方的空白画线处，写明情绪在哪些方面干扰了你想要的生活。

_____

_____

_____

_____

　　请从中圈出你最想要在本治疗项目中解决的两个主要问题。然后把这两个问题填写到本章末尾的"工作表 4.1：*治疗目标*"的第一列。人们有时候会发现，当他们坐下来思考自己此刻面临的问题时，会感到更难受。先别气馁，通过明确生活中的问题清单，你已经朝着获得掌控感迈出了第一步。请记住前面说的，一旦确认了主要问题，你就会对如何集中精力进行治疗有更好的想法。

设定可控的目标

现在你已经了解情绪如何干扰你的生活了，下面让我们一起看看你想要做出什么改变。换言之，与你梳理出的问题清单上的每一项相对应的目标是什么？你希望在 4 个月后有什么不一样？研究显示，设定具体、明确、可控的目标能极大地提高你成功地做出改变的概率。因此，与其说一些空泛的话，比如"我想要不那么焦虑"，不如表述得更具体，比如"我希望能够乘坐公共交通，上下电梯，开车过桥"。相较于前者，第二种目标更易于评估是否达成了。请在"工作表 4.1：*治疗目标*"的第二列写下与你的每一个主要问题相对应的目标。

接下来，需要考虑为了推进总体目标的实现，你可以尝试哪些具体行动。有时候，想象着要如何从 A 点（你此刻的生活状态）一下子跨到 B 点（你理想的生活状态），会让人不知所措。因此，我们建议把总体目标拆解为更易操作的具体步骤。比如，如果你的长期目标是结交朋友，那么可以先查找资讯来了解你感兴趣的团体课程、社区活动或其他社交活动信息。下一步则是真正参加这些活动，即便你谁也不认识。后面的步骤可能是，定期参加活动，与新认识的人进行更多交谈，最终向对方询问联系方式，以便安排后续交往。

现在，请你花一些时间把"工作表 4.1：*治疗目标*"剩余的内容填写完。有时，完成这个工作表会比较难，不好把握达成目标所需的步骤。在进行到这个部分时，可以先从看起来可行的步骤开始，即便你得稍微推自己一把。当你开始写下更多的步骤时，试着不要纠结于能否立即完成。相反，你需要问问自己，所写下的步骤是不是能在一段特定的时间内完成的具体行为。同时也请记得，在整个治疗过程中，你会不断学到新的技术来帮助自己朝目标前进。所以，就算其中一个步骤在目前看来是难以做到的，也许几周后你就不这么想了。若是你很难为每个目标列出所有的具体步骤，也不要紧。你的心理治疗师或者值得信赖的朋友或许能帮你想出更多点子。如果你想要为两个以上的问题设定目标，可以多复印几份"工作表 4.1：**治疗目标**"。有关"工作表 4.1：**治疗目标**"的示例，请参见附录 B。

追踪问题清单上的变化

追踪问题清单上的变化，和记录情绪体验的变化一样重要。通过追踪你针对主要问题采取的每一步所带来的改变，你会对自身的治疗收获有更明确、更客观的认识。同时，你还会对于实现目标要做出哪些后续努力有更清晰的思路。我们会在整个治疗过程中设定几个节点来进行反思，回顾在通往治疗目标的路上取得的进展。

动机

既然主要问题及与之对应的目标已经明确，那么为了最后的成功，还有什么是必需的呢？首要的原则是，在治疗过程中越投入，就会取得越多进展。其次，做出改变的动机和决心越强烈，投入就越多。

我们需要牢记一点：动机不是固定不变的，它会随着时间的推移而变化。有些时候，你的动机水平很高，觉得自己已经做好准备完成本书中的练习了。但在另一些时候，完成这些家庭作业对你来说是较为困难的。像是工作或学业上增加的压力、非常疲惫或身体不适、多于平日的事务等外部因素，会降低你参与治疗的动机。此外，我们还会让你贴近情绪而非把它们推开；这实际上可能使你在感到好转前更强烈地体验到情绪。甚至在某些时候，你会觉得不值得花费这么多时间和精力去做出这些艰难的改变。这是非常正常的！要认识到有很多因素会影响你的动机，允许自己偶尔对此心存疑虑，这完全没有问题。请记住，这全都是变化过程的一部分。在动机水平较低的时候，重温你最初做出这些改变的初衷也许会有帮助。

若动机水平低的问题持续困扰着你，这尤其常见于抑郁症患者，那么进行头脑风暴也许会有用。请想尽一切办法让自己参与到这个治疗过程中，即便你心里并不想这么做。这些方法可能包括和心理治疗师、朋友、家人谈谈你的目标，以获得他们的协助。还可以设定一些特定的时间点，无论你有没有动力，在这些时间点都需要保证自己完成治疗的家庭作业，同时学会耐受动机不足的感觉。在做出改变前，人们常常会犯一个被称为"等待动机出现"的错误。其实，一旦你开始行动并朝着目标前进，动机往往会随之增强，进一步促进你坚持向前。

决策权衡练习

很多时候，人们在生活中决定做出改变的理由是相当充分的（比如，"我不能继续这样生活了"），这会使他们倾向于得出这样的结论：我已经 100% 准备好应对本治疗项目对我的一切要求了。诚然，把你的主要问题和目标作为动力是很重要的。尽管如此，也有必要确定潜在的阻碍（例如，"做出改变可能相当困难和耗费时间"），以便你能够积极主动地克服它们。让我们使用本章末尾的"工作表 4.2：**决策权衡**"来探索你所能想到的做出改变（或参加本治疗项目）和维持不变的好处和坏处。有关"工作表 4.2：**决策权衡**"的示例，请参见附录 B。尽管承认它们并不容易，但探索一下当前的状态如何影响着你的生活将是有益的。比如，虽然你可能已经发现，总是在发邮件前进行再三检查这样的完美主义倾向会让你感到痛苦，但你还担心一旦放弃这样的行为，自己在工作或学业上的表现就不会那么好了。重要的是，对自己坦诚，并能意识到所有支持和反对做出改变或维持不变的理由。

让我们先看看做出改变的好处吧。这通常也是"工作表 4.2：**决策权衡**"中最容易填写的一格，因为人们往往在参与本治疗项目之前就对此进行了一番思考。人们常写下的好处，从宽泛的，比如"我会再次过上美满的生活"，到更具体的，比如"我能够坐飞机去参加侄女的婚礼"。你想到的大多数好处大概率能和你的治疗目标匹配。

然而，考虑做出改变的成本同样重要，这能让你对可能出现的阻碍有更合乎现实的预期。许多人会意识到"做出改变需要耗费很多时间"，并且"是一项艰苦的任务"。确实，治疗需要你投入许多精力，并用一种新的方式来应对情绪，在刚开始时，这会令人不适。另一个常见的理由是，人们担心如果治疗不成功，他们的情况会比以前更糟糕。这种想法会妨碍你在治疗中尽最大的努力——一旦治疗项目不管用，你就可以把原因归结为自己不够努力，而不是把它作为自身存在问题的证据。当然，每个人进步的速度不一样，无论如何，你都可能比刚开始的时候过得更好。你将会了解情绪是如何转变成问题的，你也能学到一系列强大的技术，来帮助你打破这个循环。此外，一些心怀内疚的人有时会觉得他们没有资格使用这些技术来改善自身的生活。

现在，再来探索一下维持不变的好处。人们通常认为，维持不变比做出改变容易。确实，不参与治疗所需要花费的精力似乎更少。你不需要花时间阅读本书，更不需要填写那些工作表。不过，再想想你花费了多少时间和精力来回避令你不舒服的情绪吧。这样之所以看起来更容易，只是因为你已经习以为常了。但持续回避这些情绪确实耗费了大量的时间与精力。最后，关于维持不变的坏处，人们在这一格中填写的最常见理由是他们会继续挣扎于自己的消极情绪感受，且在自己的日常生活里处处受限。

在迈向下一步前，请花几分钟时间把对于好处和坏处的分析填写在"工作表 4.2：**决策权衡**"里。在完成后，想一想做出改变的收益／维持不变的代价是不是大于做出改变的代价／维持不变的收益？你所设定的目标是否值得投入时间与精力来完成本治疗项目？与学习能让你更接近目标的新的应对方法相比，感受更为强烈的消极情绪值得吗？为了过上更好的生活的可能性，忍受不知治疗项目能否成功的不确定性值得吗？这些问题的答案可能不是非黑即白的，但是只要你倾向于做出改变，你便站在了开始参与本治疗项目的良好开端。

同时，请记住你的动机会在治疗过程中不断变化（可能上升，也可能下降）。这是正常现象，并不意味着你失败了，或者这个治疗不管用。事实上，培养自己不断前进的能力——即使是在低动机的情况下——是让你的生活发生持续改变的关键，尤其对患有抑郁症的人而言。在治疗过程中，一旦你察觉到自己进行练习的动机不那么强，你就可以拿出"工作表 4.2：**决策权衡**"。回顾这个工作表能让你回想起自己的主要目标，以及你正在练习的技术是如何融入更广阔的未来图景的。你还可以考虑用手机拍下"工作表 4.2：**决策权衡**"的照片，以便随时查看，这样你做出改变的原因就触手可及了。请记住，动机的下降是暂时的、终会改变的。

小结

梳理你在本治疗项目中想要解决的问题清单，是在生活中做出改变的至关重要的第一步。为了做出这些改变，确定具体的步骤（"工作表 4.1：**治疗目标**"）有助于减轻这个过程中的压力。此外，由于你要在生活中做出一些重大的改变，所以思考做出改变的原因能帮你维持高水平的动机。考虑做出改变的代价会让你了解到顺利完成本治疗项目的阻碍可能有哪些。请记住，动机水平不是固定不变的，而是在这个过程中不断变化的（可能上升，也可能下降）。这在行为改变过程中是十分自然和正常的一部分。重新审视赞成与反对做出改变和维持不变的理由（"工作表 4.2：**决策权衡**"）会帮助你回顾任何一项技术是如何融入实现重要目标的广阔图景中的。

家庭作业

- 如果你还没有填本章的工作表，那么请完成"工作表 4.1：**治疗目标**"和"工作表 4.2：**决策权衡**"。
- 请继续使用"工作表 3.1：**焦虑量表**"和"工作表 3.2：**抑郁量表**"（或者"工作表 3.3：**其他情绪量表**"和"工作表 3.4：**积极情绪量表**"），来持续监测你每周的情绪体验。
- 请继续使用"工作表 3.5：**进展记录**"来记录焦虑量表和抑郁量表（以及**其他情绪量表**和**积极情绪量表**）的总分。

自测练习

请回答下列问题，并在所选的正确或错误选项上打钩。答案见附录 A。

1. 设定的目标越具体，越有效。

　□正确　　　□错误

2. 一旦开始参与治疗，你的治疗动机水平会和现在一样强烈。

　□正确　　　□错误

3. 既感到想要做出改变，又觉得自己还没准备好要做出改变，是任何行为改变过程中的常见现象。

　□正确　　　□错误

4. 怀疑自己做出改变的能力就意味着你注定失败。

　□正确　　　□错误

工作表 4.1：治疗目标

明确主要问题 你的情绪（如悲伤、焦虑、内疚）如何导致了生活中的问题？	设定目标 应对你的主要问题的具体目标有哪些？你会做/不做什么以达成这些目标？	完成必要的步骤 把你的目标拆解成多个更小的步骤，以帮助你明确怎样向目标迈进。	
待解决的主要问题	具体目标 1	第一步	
		第二步	
		第三步	
		第四步	
	具体目标 2	第一步	
		第二步	
		第三步	
		第四步	
待解决的主要问题	具体目标 1	第一步	
		第二步	
		第三步	
		第四步	
	具体目标 2	第一步	
		第二步	
		第三步	
		第四步	

工作表 4.2：决策权衡

请用本工作表来探索你能想到的做出改变（或是参与本治疗项目）和维持不变的好处和坏处。

	好处 / 收益	坏处 / 代价
做出改变		
维持不变		

理解情绪：什么是情绪？

目标

- 了解情绪为何是必要和有用的。
- 把情绪分解成更可控的成分。

回顾家庭作业

你是否完成了上周的焦虑量表和抑郁量表（还有你决定填写的**其他情绪量表和积极情绪量表**）？你是否把各量表总分都登记在"工作表 3.5：**进展记录**"上了？如果你的回答都是肯定的，这些记录会帮助你追踪在本治疗项目中取得的进步。如果你在上周没有做记录，那么请重新阅读第三章，也许能帮助你回忆起坚持做记录为什么至关重要。你还可以用头脑风暴想出一些方法，使你把坚持做记录作为参与本治疗项目的首要任务。

核心概念

考虑到本治疗项目的总体目标是提高你的情绪耐受度，从而更有效地应对情绪，所以房子的一楼（第五章和第六章的内容）介绍了如何更好地理解你的情绪（见图 5.1）。在本章中，你将了解情绪在日常生活中的重要作用，以及为什么你并不真的想摆脱所有"坏"情绪。本章也会教你怎么把情绪分解成更可控的成分，这样它们就不会那么让人难以承受了。

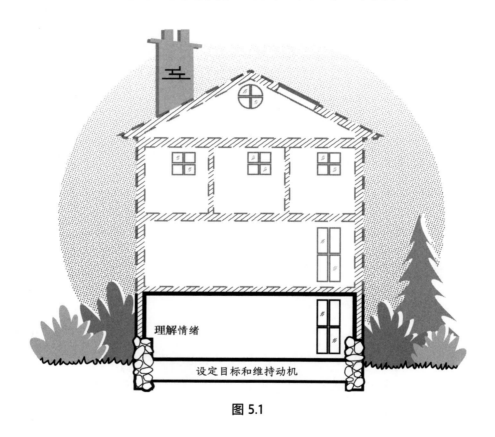

图 5.1

为什么要关注情绪？

正如第一章讨论的，当一个人的情绪强烈到干扰了他想过的生活时，他就可能患上情绪障碍。患有情绪障碍的个体倾向于消极地看待情绪（"这太不好受了""出现这种感觉真是太糟糕了"），所以也试图回避它们。事实上，人们常常为了摆脱焦虑、恐惧、愤怒、悲伤或内疚等消极情绪而寻求治疗。这些情绪常见于患有焦虑障碍（如惊恐障碍、社交焦虑障碍或广泛性焦虑障碍）、抑郁障碍、创伤后应激障碍和其他疾病的个体。遗憾的是，推开情绪并不怎么管用。你越是努力压抑或回避情绪，就越无法专注于生活中对你来说重要的事情，也越不能迈向未来——从长远来看，这又会使你的感觉更糟。

本治疗项目的目标是帮助你在消极情绪出现的时候以不一样的方式应对它们，而非摆脱它们。接下来的两章会教你聆听情绪，因为情绪产生的根本原因是为了传达有关周围世界的重要信息。我们还会帮助你理解，情绪是怎样从提供有益的信息反馈变得难以承受的。我们会把情绪分解成三个更具操作性的成分——想法、身体感觉和行为——进而展开讨论。接下来的章节会集中于这三个成分，提供具体的方法来改变你应对情绪的方式。

我们为什么会产生情绪？

想象一下，如果我们没有任何情绪会是什么样的？如果没有恐惧的感觉，我们怎么知道自己的生命突然面临危险？如果没有愤怒的感觉，我们怎么知道要为自己反抗？尽管这些情绪好像是"坏的"或"危险的"，但它们实际上为我们的境遇提供了重要的反馈，动员我们以各种方式行动，以确保人身安全，或帮助我们不断朝目标前进。下面就来认真看看这些情绪——即便是令人不适的情绪——为何是必要且有用的。

恐惧

恐惧是天然的警报系统。它告诉我们可能身处危险并需要采取行动来保护自己。举个例子，想象你正在过马路，这时你发现一辆车直直地向你开过来。几乎所有人在这种情境下都会立即被诱发恐惧情绪，并伴随让身体准备逃跑的身体感觉，比如，心率加快以让更多的血液涌入双手和双腿，瞳孔会扩张以监测危险信号。恐惧还会提供一种基本不加思考的下意识行动——你很有可能一下子跳到人行道上。如果你什么都没感觉到，则会继续悠闲地走过马路，然后极可能被车撞到。因此，正如你所看到的，恐惧这种不舒服的情绪实际上在保护我们的安全方面扮演着重要角色。

悲伤

悲伤是人们在经历与重要的人或物相关的丧失或挫败（如至爱之人的离世、分手或失去一份喜爱的工作）后自然产生的情绪。这一情绪也常见于我们发现当前的生活和理想生活之间存在显著差异时。比如，我们会因为发现自身的工作进展不如预期，或者因为在一段真心在乎的关系中十分挣扎，而感到悲伤。悲伤往往伴随着身体沉重或是疲惫不堪的生理感受，它是一个信号，表明你需要先停下来，缓一缓，处理丧失或挫败感。比如，分手后的悲伤会让你明白这段关系（或者这段关系的某些方面）对你来说很重要。抽身去思考到底是哪里出了问题，以及你希望新的亲密关系是什么样的，也许能帮助你在未来找到更合适的伴侣。如果你因为不想感到悲伤而立即投入一段新的恋情，也许就没有机会探寻那些问题的答案了。悲伤的情绪也在向他人发出信号：我需要支持和安慰。人类是社会性动物，这意味着我们有时候需要他人的帮助来恢复状态。表露悲伤天然地把他人引向我们。这再次证明，一个看起来"坏"的悲伤情绪，在我们的生活中具有重要的功能。

焦虑

焦虑的情绪能帮助我们为未来做好准备。焦虑提醒我们可能面临重要情境或具有潜在危险的情境。这一情绪也会促使我们将注意力集中到任何可能引发焦虑的线索上，以防止或减少消极后果（或威胁）。比如，要在职场或课堂上进行一场大型演讲之前，感到焦虑能让你意识到这个任务至关重要，会提醒你尽快做准备以免措手不及。试想一下，如果你在演讲的日子临近时毫无感受，你也许就没有动力去练习了，也不会做充分的准备以回应观众刁钻的问题。这让我们再一次看到，一种不舒服的情绪在我们的生活中起到了十分明确的作用。

愤怒

愤怒是我们感到自己（或者我们关心的人）在某些方面受了委屈时的自然反应。除此之外，当我们在实现重要目标的途中受阻时，愤怒（以及相似的挫败感）也会出现。这种情绪提醒我们，我们的边界在被触犯，要行动起来，做些什么。举个例子，设想一下，你发现手机运营商几个月来一直在征收隐性费用，还催你立即缴费否则就暂停你的手机服务。在这样的情况下感到愤怒会让你明白自己遇到了不公平——你无须为并未使用过的服务缴纳费用。这种愤怒还会促使你联系客户服务经理，要求他撤销费用。这样的愤怒情绪也给对方发出了信号，表明他们让你感到受挫或委屈。而愤怒之所以有一个坏名声，是因为它常与破坏性行为有关，如大喊大叫或乱摔东西。因此，要学会把对愤怒可能的消极反应与情绪体验本身分开。重要的是，当愤怒情绪出现时，要及时关注，因为它传递了你可能需要进行自我保护的信号。

内疚／羞耻

当我们的表现没有达到某些标准时，便会感到内疚和羞耻。具体来说，内疚是我们在某些方面背离了社会期待时的自然反应。比如，当你忘记返还之前向朋友借的钱时，你会感到内疚。在这种情境下，内疚会促使你以道歉和马上还钱的方式进行弥补。羞耻出现在我们没有达到自身标准和觉得自身价值感低下的时候。例如，你因为没钱而不能偿还欠朋友的债务，这就可能诱发羞耻的感觉。羞耻与悲伤相似，促使我们远离他人。这样的远离可以给人们空间去思考如何实现一些目标，以使自己在未来有更好的自我感受。这两种情境里的情绪都能激发颇有助益的行为，内疚帮助人们以致歉的方式维持重要的人际关系，而羞耻帮助人们以刻苦努力的方式实现个人目标。

特别提醒

　　一个关于羞耻和虐待的提醒：（在情感上、身体上、性上）有过被虐待经历的人，往往在虐待结束后的很长一段时间里仍会感受到羞耻。尽管这从来不是受害者的过错，但人们常常报告在被虐待的过程中有羞耻感。这是由于羞耻的情绪可以通过肢体语言（流泪、低头）的呈现向施虐者表示顺从。在受到虐待时，顺从可以起到保护作用，防止施虐者进一步伤害他们。比如，若个体在挨打的时候不还击，这种虐待可能会更早结束。遗憾的是，羞耻感持续的时间可能远远超过它有助益的部分。随着本治疗项目的进行，我们会辨识羞耻（以及其他情绪）在没有现实影响的情况下是如何维持的，并努力改变这些反应。

积极情绪

　　像快乐、激动、自豪这样的积极情绪同样传达着重要的信息。积极情绪帮助我们知晓自己在生活中珍视的事物，以及我们想要怎样度过时光。比如，在你培养了一个会给你带来许多快乐的新爱好后，接下来会做什么？当然是继续坚持！有时候，人们会试图回避积极情绪，因为他们害怕如果这种情绪消退了，感觉就会比以前更糟糕。或者，人们会避免让自己兴奋，因为他们担心如果事情没有顺利达成，就会比起初没有兴奋感的时候更失落。抑郁症患者有时会回避社交之类的积极体验，因为他们发现自己不像以前那么享受这些活动了，而这样的发现会让他们觉得痛苦。然而，如果缺乏积极情绪，我们就失去了生活的方向。无论是消极情绪还是积极情绪，让自己充分感受各种各样的情绪是非常重要的。

关于情绪重要性的小结

正如你在这些例子中看到的，情绪在我们的日常生活中扮演了不可或缺的角色。所有情绪都传递着关于周围世界的重要信息，并促使我们采取行动。如果没有情绪，我们将无法顺利地度过一生。事实上，我们之所以会进化出情绪，正是因为它们对于人类物种的生存至关重要。情绪是我们与生俱来的——即便我们想完全推开它们，也做不到。这就是为什么本治疗项目着眼于接纳情绪，并在它们出现时以更有益的方式进行回应。

你也许会对自己说："我能理解恐惧具有适应意义，但为什么我会毫无缘由地感到恐惧，甚至惊恐发作呢？"或者你可能想到，"焦虑可能对某些人有帮助，但我停不下来——我时刻都很焦虑"。你可能还会疑惑，"应对丧失的悲伤是正常的，但这怎么会让人变得抑郁到甚至难以起床呢？"尽管我们知道这些情绪在每个人正常生活的过程中都至关重要，但它们有时候会在某些情境中不恰当地出现，给我们带来过于强烈的感受，以至于难以起到该起的作用。

那么，我们的情绪到底是如何从对我们有帮助变成了沉重的负担的？直截了当的答案是：我们应对情绪的方式。为了探索这个过程是如何展开的，让我们先分析一下，当感受到强烈的情绪时，到底发生了什么。

情绪是什么？

　　情绪到底是什么？你可能觉得情绪就像是一团带着强烈感受的"云"，这使你难以辨别情绪试图告诉你的有用信息。让人感到不那么无所适从的一个方法是将它分解成几个主要部分。每一种情绪体验其实都可以分解成三个成分——你想了什么、你的身体感受到了什么以及你做了什么。通过逐一关注这些成分，你的情绪可能开始变得不那么难以承受。

　　下面分别介绍情绪体验的三成分。

1. **想法（你想了什么）**：你在任一情境中的想法都能影响你对这一情境的感受。打个比方，如果你认定自己保不住这份工作了，就很有可能开始感到焦虑。或者，如果你告诉自己不配拥有一段亲密关系，就可能感到羞愧或悲伤。情绪反过来也会影响你的想法。比如，当你感到悲伤的时候，你更有可能认为境况是令人绝望的，或者自己不够好（"我总是把一切都搞砸"）。与之相对的是，如果你感到自豪，就可能想到自己有多能干（"我就知道我能做到！"）。为了了解想法如何在情绪体验中起重要作用，试着回忆一下，最近一次感受到下列情绪时，你在想些什么。

　　　最近一次感到焦虑时，你的脑海中出现了什么想法？

———————————————————————————

　　　最近一次感到愤怒时，你的脑海中出现了什么想法？

———————————————————————————

　　　最近一次感到内疚时，你的脑海中出现了什么想法？

———————————————————————————

2. **身体感觉（你的身体感受到了什么）**：每一种情绪都有对应的躯体反应。换句话说，每经历一种情绪体验，你的身体都会产生一些生理变化。比如，恐惧情绪常常伴随着更高的心率、肌肉的紧绷，甚至是急促的呼吸。请记住，恐惧的任务是保护你免受危险，而这些生理变化正是身体准备行动的象征。焦虑可能伴随手心出汗，肌肉紧绷，或者胃里打结一般的身体感觉。这些变化提醒我们，有一些重要的事情即将发生，我们应当做好准备。悲伤可能伴随着极度疲惫和四肢沉重的感觉，促使我们暂缓前进，回退休整。试一试你能否识别下列情绪所伴随的身体感觉。

在激动的时候，伴随的身体感觉是什么？

_____

在惊恐的时候，伴随的身体感觉是什么？

_____

在愤怒的时候，伴随的身体感觉是什么？

_____

在尴尬的时候，伴随的身体感觉是什么？

_____

3. **行为（你做了什么）**：无论你感受到何种情绪，往往都伴随要行动的冲动。我们讨论过几种有益的行为冲动（例如，应对恐惧而跳开，以躲避迎面而来的汽车；应对愤怒而进行投诉）。然而，我们应对强烈情绪的行为有时并不那么有效。比如，有些极度悲伤的人可能选择靠看电视来打发一整天的时间，因为他们无法走出家门去"直面"这一天。或者，对社交场景感到焦虑的人可能会尽快离开那些需要人际互动的、拥挤的聚会。感到内疚的人可能会完全回避一个心爱的人，而非与之互动。接下来，请想一想面对下列情绪，你会做（或想要做）什么？

在悲伤的时候，你会做（或想要做）什么？

_____

在愤怒的时候，你会做（或想要做）什么？

_____

在羞耻或尴尬的时候，你会做（或想要做）什么？

_____

　　每当我们体验到情绪的时候，都能找到这三个成分——想法、身体感觉和行为。有时候，其中一个成分可能更容易被识别。比如，你可能会在某一个情境中更容易觉察到自己的身体感觉，而不是你的行为或想法。在其他情境中，你可能更容易留意到自己的想法，而非你的身体感觉或行为。留意情绪的这三个成分是很重要的，因为它们会相互影响。

　　我们可以使用"工作表 5.1：情绪的三成分模型"将任一既定的情绪体验分解成这三个成分。本书的附录 B 介绍了如何使用这份工作表的两个示例。第一个示例是一个男人匆忙地追赶公交车。正当他赶到站台时，他首先注意到的是自己的呼吸很急促，心跳加速，还感到了一点眩晕。随后，他脑海中出现了对这些身体感觉的想法："这太难受了！我如果乘上这辆拥挤的公交车，就会惊恐发作！"这样的想法导致了更强烈的身体感觉，因为当我们告诉自己某些可怕的事情（比如惊恐发作）将要发生时，身体就会为此进行准备。不断增强的焦虑感又引发了更多的想法："看吧，我马上就要惊恐发作了！"于是，他决定放弃乘公交车，改为步行上班——他在这个情境中的行为是回避乘坐公交车。一旦开始步行，他就会留意到自己的心率和呼吸开始变慢，担忧的想法也在慢慢消失。这种策略可能在短期内对他有效，但当他下一次靠近公交车时，很可能产生对惊恐发作的类似担忧，进而导致他更不愿意乘坐公交车。

　　第二个示例中的女士收到朋友发来的短信，取消了即将到来的晚餐计划。在这个情境中，想法是在开始时最容易被觉察的成分。这位女士心里想着"她当然不想和我出去玩，我这么差劲"。接下来，她开始感觉到哽噎感，并发现自己慢慢觉得疲惫。这引发了她的另一个想法，"我不如早点上床睡觉，反正我也没别的事情要做"。和刚才回避乘公交车的示例相似，上床睡觉会导致消极情绪与身体感觉的不适很快消退。但这种缓解是暂时的，因为过多的睡眠与抑郁程度的增加有关联。

留意这个过程，是理解某一情绪体验如何从提示性转变为压倒性的第一步。我们希望你在接下来这一周随时使用（如果可能，至少一天一次）本章末尾的"工作表 5.1：**情绪的三成分模型**"，来记录你想了什么，你的身体感受到了什么，以及你做了什么（或想要做什么）。

有时候，你希望通过本治疗项目解决的情绪问题不经常出现。这也许是因为你在主动地回避诱发那些情绪的活动。或者，也许是你并不常遇到诱发这些情绪的情境（如乘坐飞机）。可以考虑一下这周能做的事情，这有助于找到一些关于你想处理的情绪的体验；同时，这样也能练习本章所谈到的技术。你可以看看过去写下的与实现目标相关的步骤（如果有需要，请回顾第四章来找找灵感）。

小结

本章讨论了所有情绪在我们的生活中都扮演着重要的角色，即便是曾被我们认为"不好"的情绪。它们提醒我们关注特定的情境，并促使我们以有效的方式行动。本章还关注了如何将情绪体验分解成三个成分——想法、身体感觉和行为。通过分解，我们便不会那么无法掌控这些情绪了。下一章会继续探究并分析情绪体验，讨论情绪应对方式的影响。

家庭作业

■ 请在本周每天完成一次"工作表 5.1：**情绪的三成分模型**"。每天至少选择一种情绪体验，并将它分解成想法、身体感觉和行为。你可以多复印一些该工作表，以便每天填写。这个工作表会帮助你理解每次感受到情绪的时候到底发生了什么，并使情绪体验不那么令人难受。

■ 请继续使用"工作表 3.1：**焦虑量表**"和"工作表 3.2：**抑郁量表**"（以及你可能也在使用的"工作表 3.3：**其他情绪量表**"和"工作表 3.4：**积极情绪量表**"），来持续监测你每周的情绪体验。

■ 请继续使用"工作表 3.5：**进展记录**"来记录焦虑量表和抑郁量表（以及**其他情绪量表**和**积极情绪量表**）的总分。

自测练习

请回答下列问题，并在所选的正确或错误选项上打钩。答案见附录 A。

1. 本治疗项目的目的是消除不舒服的情绪，如恐惧、焦虑、悲伤。

　□正确　　　□错误

2. 所有情绪都在我们的生活中扮演着重要的角色，即便是我们认为"消极"的情绪。

　□正确　　　□错误

3. 焦虑从来就不是有益或有用的。

　□正确　　　□错误

4. 情绪体验主要由三个成分组成：你想了什么，你的身体感受到了什么，以及你做了什么。

　□正确　　　□错误

工作表 5.1：情绪的三成分模型

请在你感受到强烈情绪的任何时候使用本工作表，帮助你把情绪体验拆分成三个成分。你也可以在情绪体验过后，使用本工作表来回顾你的情绪是如何演变的。

情境：＿＿＿＿＿＿＿＿

情绪：＿＿＿＿＿＿＿＿

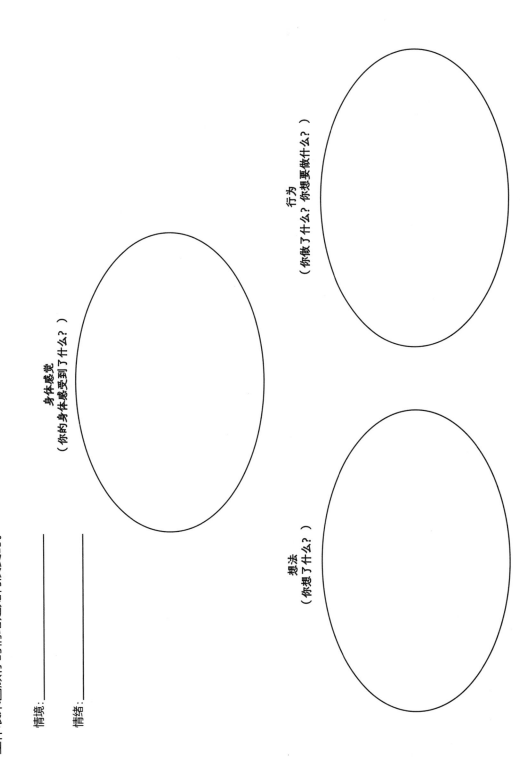

身体感觉
（你的身体感受到了什么？）

行为
（你做了什么？你想要做什么？）

想法
（你想了什么？）

第六章

理解情绪：追踪情绪反射弧

目标

■ 寻找情绪诱发的模式（是什么引发了你的情绪体验）。

■ 探索你应对情绪的方式造成的短期和长期结果。

回顾家庭作业

你是否完成了上周的**焦虑量表**和**抑郁量表**（还有你决定填写的**其他情绪量表**和**积极情绪量表**）？你是否把各量表总分都登记在"**工作表 3.5：进展记录**"上了？你能借助"**工作表 5.1：情绪的三成分模型**"来拆分你体验到的情绪吗？你也许注意到想法影响了你的身体感觉，或是促使你做出了某些行为，而身体感觉和行为又诱发了更多的想法。试试看你能否开始识别工作表 5.1 中每一个圆圈代表的成分（想法、身体感觉、行为）之间相互影响的模式。如果你还没有完成"**工作表 5.1：情绪的三成分模型**"，请先回去借助近期的情绪体验来完成该工作表，再开始阅读本章的内容。

核心概念

　　上一章的目标是帮助你更好地了解当你在体验一种情绪的时候，到底发生了什么。把你的情绪分解成三个主要成分（想法、身体感觉、行为），可能让你感觉情绪更容易控制。请留意这三个成分是如何互相影响的，这会帮助你明晰情绪是如何迅速升级的。本章的目标是通过检视你在感受强烈情绪之前和之后发生了什么，来将情绪体验的来龙去脉梳理清楚。首先，我们会在引发情绪的情境或事件中寻找模式。弄清楚是什么诱发了你的情绪，能让你觉得情绪更有可预测性，从而对它们更具有掌控感。其次，我们会关注在情绪被诱发的时候，你是如何应对的。最后，我们将看看你应对情绪的方式造成的短期和长期结果。你应对任何一种情绪的方式都会对你在未来感受这种情绪产生影响，这样的认识也许会激励你在当前的应对方式上做出改变。

情绪反射弧

　　我们借助"情绪反射弧（ARC）"一词来追踪一种情绪体验是如何演变的。我们认为所有的情绪都会沿着这样一条路演变：从诱因［antecedent（A）：诱发情绪的事物］，到反应［response（R）：情绪发生时，伴随的想法、身体感觉和行为］，再到结果［consequence（C）：应对情绪后出现的结果］（见图 6.1）。让我们仔细看看情绪反射弧的每一个部分。

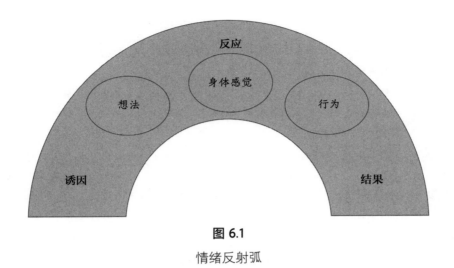

图 6.1

情绪反射弧

　　先来看诱因。此时，我们关注的是情绪出现之前的事物——是什么诱发了情绪。有时候，人们会觉得情绪是凭空出现的，但请记住，每一种情绪都是被某个事件或情境诱发的。有时，刺激源可以是一个刚发生的事件（例如，开车时被加塞；对方一直没回复你发的短信）。在另一些时候，刺激源可能是发生于当天早些时间甚至是上一周的事情。比如，如果你早上和心爱的人吵了一架，之后你可能会对批评更加敏感。此外，刺激源不全是外部事件，也可以是你身体内部的感觉（比如，喝太多咖啡后感到焦躁，睡眠不足导致的沉重感）。最后，刺激源也可以是那些使你对强烈情绪更易感的事件，如因晚上没睡好而感到疲惫，因没时间吃午饭而感到饥饿，或因连续几周繁忙的工作而感到压力超负荷。

　　在诱发情绪的情境和事件中找出规律，也许能让你感觉不那么像坐在不可预知的"情绪过山车"上。了解自己的情绪刺激源，也可以帮助你在知道自己可能面临一个刺激源时提前做好准备。随着治疗的进行，你将学习到当有强烈情绪时可以使用的技术。这些技术也可以在你明确知道自己即将遇到一个刺激源前，就准备使用。表 6.1 列举出了与常见的情绪障碍相关联的一些诱因。

表 6.1　强烈情绪诱因表

惊恐障碍	封闭空间（如电梯）、拥挤的场所（如电影院、运动场馆）、公共交通工具、咖啡因、体育锻炼
广泛性焦虑障碍	制订计划，做杂活，做家务，即将到来的学业或工作表现评估
社交焦虑障碍	即将到来的社交活动（如聚会、会议、俱乐部），参加课程，做演讲，开口求助，自我介绍，闲聊
强迫症	触碰肮脏的东西，看到吓人的新闻，看到或听到任何让你想起自己的强迫症状的事物
创伤后应激障碍	看到或听到任何让你想起自己的创伤的事物，巨大的噪声
抑郁障碍	收到坏消息，感觉无法完成计划，完成任务的时间比以前长得多，看到别人在玩乐
边缘型人格障碍	与朋友、家人、伴侣产生分歧，孤身一人，感觉被轻视，工作或学业的压力
进食障碍	体重增加了几千克，饱腹感，感觉衣服有点紧，即将到来的必须盛装打扮的活动
失眠	入睡时间的到来，看到时钟上的时间，一场安排在早上的重要约会

反应包括了构成情绪反应的想法、身体感觉和行为。这三者也是你在第五章记录的情绪的三成分。

最后是情绪反应的结果。强烈的情绪往往会给我们带来持久的影响。我们会记得什么诱发了我们的情绪（诱因），以及我们做出了什么样的回应（反应）。这些经验影响着我们如何在将来应对相似的情境。人类会重复做让自身感到好受的事情，尝试回避让自身感到难受的事情。比如，当你不小心握上了非常烫的锅柄时，你会感到疼痛并立即把手抽回来。到下一次准备伸手握锅柄的时候，你也许就会让自己停下来，戴上防烫手套以避免再次被烫伤。你从经验中了解到，为避免痛苦，在拿起锅之前，应当三思而后行。此外，我们还能快速地将经验举一反三地应用在其他相似的情境中。你不但会阻止自己去握之前烫到你的锅柄，在从炉子上拿其他锅之前也会犹豫。你甚至不仅在碰自家炉子上的锅时犹豫，也可能不愿碰其他任何地方的炉子上的锅。在大多数情况下，从自身情绪中学习并以此改变我们的行为是有意义的。

这和你的症状有什么关系呢？除了能从情绪中学习，人类还天生具有远见。这意味着，我们能够设想某些情境是否可能诱发强烈的情绪，并由此改变行为，以防引发潜在的消极情绪。这也许会使我们回避实际上并不具有威胁性的情境和事件。事实上，人们有时候更倾向于回避不舒服的情绪，而不是防止问题事件的发生。想象一下，如果你因为之前被锅柄烫伤过就完全不做饭了，会怎么样？或是因担心生气和发怒而不和爱人有争执，会怎么样？或是由于担心产生恐慌感而回避人多的场合，哪怕那个活动对你来说非常重要。害怕引发强烈情绪而选择回避情境或事情，正是给你的生活造成困扰的元凶，这也促使你开始寻求治疗或选择翻开这本书。本治疗项目会帮助你辨别客观存在的威胁和主观感知到的威胁，让你更好地理解你的情绪应该如何为你提供指导信息。

当强烈的情绪驱使你去做的行为反应（如在感到害怕时逃跑）与情境不相符时，也会产生相应的结果。比如，你在惊恐发作（它本身并不危险）中感到害怕从而选择逃离，会对你的情绪产生短期和长期的影响。从短期来看，逃离这类情境通常会使情绪有所缓和。请记住，人类天生便被设定去做让自己感觉好的事情，而回避令自己不舒服的事情。正是因为这次的逃离让你好受一些，下一次你就更有可能继续逃离，以寻求同样的情绪缓和。但是，我们必须考虑这么做的长期结果。当你因为害怕而回避的时候，你实际上就在告诉自己：这的确是个危险的情境。在这种情况下，不惜一切代价去避免惊恐发作的做法，反而证实了"惊恐发作有害"这一信念（"因为惊恐发作是非常危险的，所以我要离开这场演唱会，以防止发生惊恐发作"）。下一次，当你注意到伴随着惊恐发作的心跳加速和呼吸急促时，你仍会担心如果恐慌的程度加剧，不好的事情就会发生。一旦你在惊恐发作时即刻逃离，你就看不到尽管惊恐发作很不舒服，但它既不会持续很长时间，也不会造成持久的伤害（如心脏病发作）。这进一步造成了一个恶性循环——你当下越是逃避，未来就越有可能再次体验这种情绪。

监测情绪反射弧

本章末尾的"工作表 6.1：情绪反射弧"，是监测情绪反射弧各要素的重要方法。这个工作表是由第五章的"工作表 5.1：情绪的三成分模型"发展演变而来的。除了监测你的想法、身体感觉和行为（"R"），你还需关注情绪的诱因（"A"），以及短期与长期结果（"C"）或你的反应。在你体验到强烈情绪的时候，请填写这份工作表（或者一天至少填写一次）。

情绪反射弧可以有不同的演变方式。有关"工作表 6.1：情绪反射弧"的示例，请参见附录 B。我们在那里强调了与各种情绪障碍关联的情绪反射弧。你可以看看里面的情绪反射弧是否和你的情绪体验有重合。在这些情绪反射弧中，请注意那些把情绪推开的行为反应如何只能在短时间内起效；从长期来看，这样只会适得其反，令那些情绪更可能卷土重来。这就是为什么本治疗项目的目标是贴近情绪而不是回避它们。

小结

在第五章的基础上，本章讨论了除监测我们的情绪反应（想法、身体感觉和行为）外，还需关注在情绪出现前（诱因）与出现后（结果）发生了什么。留心引发情绪的模式，而不再觉得它们是突然出现的，这样可能让你感觉情绪更容易预测和管理。我们还讨论了对任一特定情绪的反应将如何影响我们未来对强烈情绪的体验。尤其是我们更倾向于做让自己在短期内感觉舒服的事情；但长期来看，这样只会让我们更持久地体验难以承受的情绪。使用"工作表 6.1：情绪反射弧"可帮助你看清，你现在做的事情虽然让情绪得到了快速缓解，但实际上最终可能让你感到更糟。这些观察也许会促使你开始改变自己的情绪应对方式。

家庭作业

■ 请使用"工作表 6.1：**情绪反射弧**"来追踪情绪体验的诱因、反应和结果。务必考虑当前和长远的诱因和结果。你可以多复印一些这个工作表，以便有更多的空间来填写。

■ 请继续使用"工作表 3.1：**焦虑量表**"和"工作表 3.2：**抑郁量表**"（以及你可能也在使用的"工作表 3.3：**其他情绪量表**"和"工作表 3.4：**积极情绪量表**"），来持续监测你每周的情绪体验。

■ 请继续使用"工作表 3.5：**进展记录**"来记录焦虑量表和抑郁量表（以及**其他情绪量表**和**积极情绪量表**）的总分。

自测练习

请回答下列问题，并在所选的正确或错误选项上打钩。答案见附录 A。

1. 情绪反射弧（ARC）中的"A"指的是诱发感受的事物，"R"指的是你如何应对情绪的过程，"C"指的是你应对情绪的结果。
　　□正确　　　□错误

2. 情绪体验的诱因只有新近发生的事件或情境，不包括当天早些时候发生的事件。
　　□正确　　　□错误

3. 情绪会帮助我们靠近或重复让我们感觉良好的事物，而回避那些让我们感觉糟糕的事物。
　　□正确　　　□错误

4. 通常来说，我们应对情绪体验的方式只会产生短期结果。
　　□正确　　　□错误

工作表 6.1：情绪反射弧

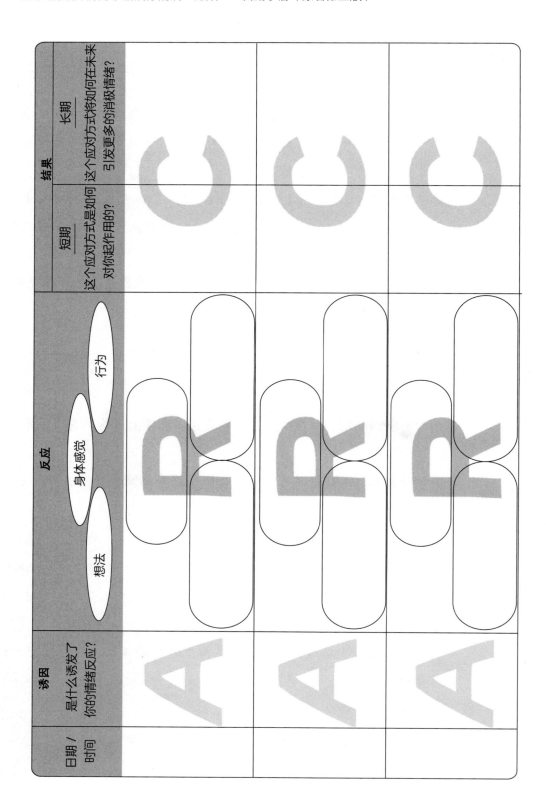

日期 / 时间	诱因 是什么诱发了你的情绪反应?	反应 想法　身体感觉　行为		结果 短期 这个应对方式如何对你起作用的?	长期 这个应对方式将如何在未来引发更多的消极情绪?
	A	R	R	C	C
	A	R	R	C	C
	A	R	R	C	C

第七章

正念情绪觉察

目标

■ 理解对情绪体验采取非评判的、聚焦当下的觉察的好处。

■ 鼓励以两种正式的冥想练习来锻炼非评判的、聚焦当下的觉察。

■ 将正念情绪觉察的理念应用到对日常的情绪体验中。

回顾家庭作业

你是否完成了上周的焦虑量表和抑郁量表（还有你决定填写的其他情绪量表和积极情绪量表）？你是否把各量表总分都登记在"工作表 3.5：进展记录"上了？上一章介绍了"工作表 6.1：情绪反射弧"。你是否监测了上周的情绪体验呢？如果你的回答是肯定的，那么你是否留意到表上呈现出了什么模式？对你而言，什么样的事件是典型的诱因？当你感受到强烈情绪时，是否留意到有什么样常见的想法、身体感觉、行为好像突然出现？你所使用的在短期内能缓和情绪的应对方式会产生怎样的长期结果？持续询问自己这类问题，会帮助你充分了解情绪是如何变得令人难以承受的，同时也会让你更明白该从哪里做出改变。如果你还没有监测你的情绪反射弧，我们建议你在继续阅读之前，至少花几天去完成监测，并重新阅读上一章。请记住，完成本治疗项目中的练习对于成功地改变至关重要。

核心概念

前两章讨论了情绪在本质上是必要且有益的。我们还开始监测情绪体验是如何随时间变化的。我们探讨了在短期内回避情绪会适得其反，并让你更有可能在未来持续体验到难以承受的情绪。或许，你已经在"工作表 6.1：情绪反射弧"中看到了这个循环的发生。我们希望你能开始意识到回避情绪是不管用的，且已经准备开始以一种更接纳的心态贴近情绪了。本章所介绍的技术——正念情绪觉察——建立在前两章学到的情绪监测技术的基础之上。在前面，你一直在学习密切关注自己的情绪反应——现在你将学到一种特别的关注情绪的方式。这就相当于登上你所建造的房子的二楼，进而获得不一样的情绪体验视角（见图 7.1）。具体来说，我们将会教你如何以一种非评判且聚焦当下的方式贴近情绪。

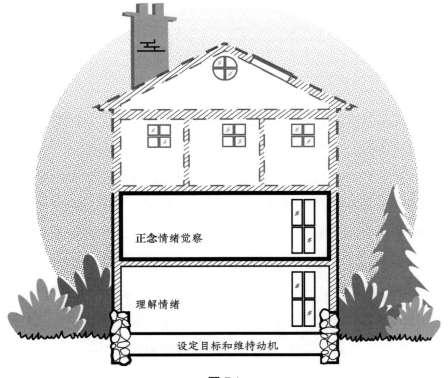

图 7.1

正念情绪觉察指的是什么？

　　正念情绪觉察是一种看待自身情绪反应的特别方式。你可能会想，"我已经非常关注我的情绪了"。你说得对，前两章鼓励你持续地监测自身的情绪体验，不过单单对情绪有所觉察是不够的。下一步是以正念的方式观察你的情绪。正念指的是以非评判的方式聚焦当下（现在正发生的事情）。我们在第一章讨论了应对情绪的消极反应是如何促使你竭力回避情绪的。正念情绪觉察是一种直接处理应对情绪的不良方式的技术。让我们把正念情绪觉察分解成两个部分（非评判和聚焦当下），然后认真看看它们是如何起作用的。

非评判的情绪觉察

　　情绪的评判形式有好几种。在第一种方式中，我们可能在某些情绪出现之初就加以评判。这会表现为对自己说，"我不应该有这种感觉"，或是"没有人会有我这样的反应"。我们也可能因为自己没有如预期般强烈地体验到情绪而自我评判（"我为什么没有为此感到更高兴呢——我肯定是哪儿有问题""我应该对这个问题感到更气愤——我真是太软弱了"）。我们错误地认为，因为某种特定的情绪反应（或缺乏某种情绪反应）去责备自己，会让我们以自认为"理所应当"的方式感受情绪。这种方式不管用的原因正如你所记得的那样，情绪是自然流露的、天然的、与生俱来的。当事情发生时，想要完全改变我们的情绪是不可能的。比如，想象一下你即将在众多观众面前发表一场演讲。大多数人在这种情况下都会有一点紧张。如果你告诉自己，在演讲前感到紧张是软弱的表现，那么你首要的情绪反应会是什么？总的来说，苛刻地看待自己在这一情况下出现的焦虑情绪，会让自己更加焦虑，因为你会纠结于如何把情绪推开，但这是不可能完成的任务。这种带有评判性的反应还可能诱发额外的情绪，比如，因无法阻止自身焦虑而产生的羞愧或沮丧。

对情绪加以评判的另一种方式，是以消极的方式对情绪体验的特定成分进行反应。比如，你可能觉得自己此刻的想法、身体感觉或行为在某种程度上是不好的，所以你也许会告诉自己，我的心跳加速，面部涨红，这样难受的感觉是我无法应对的。或许，你会认为，想到不好的事情（如遭遇车祸）将使这件事更有可能发生。或许，你认为自己在感受到某种特定情绪（如愤怒）时会失控。因此，如果你总是告诉自己，此时体验的情绪是不好的或会带来麻烦，会怎么样呢？这种对情绪的消极反应将很可能增加情绪的强度，并加剧回避情绪的倾向。

非评判的觉察指的是接纳情绪体验的真实状态，而不是给它们贴上有问题的标签并即刻推开它们。这并不是任由自己体验不舒服的感觉。相反，我们会鼓励你认识自己的情绪，哪怕是痛苦的情绪，也在试图告诉你一些信息。这会帮助你从本能的反应中挣脱，调整为用经过深思熟虑的方式感受和应对情绪。借助练习，你将开始辨别情绪反应在何时是对当下情境的合理应对，在何时只是虚惊一场。比如，你在第一次约会之前感到焦虑，非评判的反应可能是"我感到焦虑是合乎情理的，因为留下好的第一印象对我来说很重要；我应该先洗个澡，换上一件干净的衬衫；但这并不是一个危险的情境，所以我不需要屈服于取消约会的冲动"。此外，你越控制自己不把情绪推开，就越能看清情绪的强度在自然起伏的状态。当你对自身情绪的了解越多，就越容易以非评判的方式应对它们。

聚焦当下的情绪觉察

正念的第二个部分是让我们的情绪反应根植于当下——此刻正在发生的事情。在很多时候，我们在特定情境中的情绪都会受到过往经历或自身对未来预测的影响。让我们回到在众多观众面前发表演讲的例子上。想象一下，跟绝大多数人一样，你在这种情况下会感到有些焦虑。如果你开始回想自己上次在听众面前演讲时是如何完全愣住、毫无思绪的，那么焦虑的情绪会发生什么变化呢？类似地，如果你开始思考这一次你将把演讲搞砸的各种可能性（"我会讲得很无聊""我答不上观众的提问"），那么此刻的焦虑又会怎么变化呢？总的来说，把此刻的情境与过去出现的差错、未来可能发生的问题联系起来，将增加你此刻的情绪强度，甚至使当下的情境看起来更加令人难以承受。因此，专注于眼前的情况——此时此刻——而不是将它与过去的事件和未来可能的结果联系起来，会提升我们的掌控感。

聚焦当下的情绪觉察同时也是一种有效联结积极情绪的方式。想象一下，你正和朋友在一起，但你深陷于待会儿回家的时候会有多么孤独的想法（对未来的猜想）。通过把注意力集中在此时此刻，在该例子中则是集中在与朋友互动的过程上，你能更充分地体验愉快的情绪。同样，如果预想你在即将到来的事件或活动中并不享受（对未来的猜想），将阻碍你前去参加，并最终导致你错过可能产生的积极情绪。

诚然，我们要从过往的经验中获取重要的信息。但聚焦当下并不意味着我们要忽视过去发生的事情。为未来可能出现的挑战而做准备同样是有益的。遗憾的是，在遇到诱发情绪的事件时，我们有时会着眼于过去与未来，而忽视了我们在此刻面对的事情。此刻的情境永远不可能与之前的情况一模一样。同样，我们可能对未来有所设想，但永远不可能100%确定。打个比方，可以想象一下，在你的前任伴侣毫无征兆地与你分手的几年后，你的现任伴侣正因为你忘了把洗碗机里的餐具拿出来而大声指责你。你或许立刻就回想起此前失败的亲密关系（过去），并开始担心这次会发生同样的事（未来）。这一反应可能让你产生了强烈的焦虑，促使你向对方道歉或寻求安慰。当你被往事或未来可能的结局冲昏头脑时，你大概不会注意到你的伴侣已经在讨论几个月后和你一起度假的计划了。在这个情境中，聚焦当下（且非评判）的反应也许是："根据我过去的经验，任何与伴侣起冲突的迹象都会让人担心这段关系快要结束了，这种担心是合乎情理的。即便如此，目前也没有任何迹象表明我们要分手，因此我需要重新聚焦于我们当下正在做的事情（安排假期计划）。"

练习非评判的、聚焦当下的情绪觉察

对大多数人来说，保持正念（不加评判和聚焦当下）并不是天生就能做到的。事实上，我们会自然而然地评判生活中的诸多方面，且在多数情况下的评判是有益的。此外，吸取过往的教训和规划未来在很多时候都是有用的（例如，及时告知伴侣，你可能迟到，因为他以前为此担忧过）。然而，正如我们所讨论的，若把这些反应策略运用到情绪上，就不那么有效了。正因为我们在日常生活中有太多的评判和思考过去／未来的经验，所以将正念觉察应用到我们的情绪反应上是需要刻意练习的。

你可以把培养这项技术想象成长出新的肌肉。本章后续的内容将集中于两个练习，让你先"长出"正念情绪觉察"肌肉"，好将这些"肌肉"应用到日常生活中。进行这些练习对于掌握这项技术至关重要。

正念情绪觉察冥想

第一个练习（改编自 Segal，Williams，& Teasdale，2002[①]）的目的是帮助你开始找到正念注意的感觉。引导式冥想对于学习正念觉察来说是一个很好的开始，因为这能为你提供一个清晰、具体的空间去引导你的注意，而不像

---

① SEGAL Z V，WILLIAMS J M G，TEASDALE J D. Mindfulness-Based Cognitive Therapy for Depression: A New Approach to Preventing Relapse [M]. New York：Guilford Press，2002. ——译者注

在日常生活中那样处处需要你的主动关注。最好是在中性情绪下（或强烈情绪快要平复下来时）尝试这个练习，因为人在体验强烈情绪的时候，很难做到不加评判和聚焦当下。事实上，在情绪激动的时候，学任何新的技术（如骑自行车、编织）都是格外困难的。再次强调，这个练习的目的是体验正念觉察，这样一来，在你感受到强烈情绪的时候，就可以使用它。

学习正念情绪觉察冥想的指导语

■ 在尝试第一次冥想前，请通读整篇冥想指导语，包括方框中的提示。

■ 许多人更喜欢听这个练习的录音，以便让自己的注意力全然专注在冥想上。你可以考虑使用手机里的录音软件录下你朗读冥想指导语的声音，这样就可以随时听到了。

■ 请每天至少练习一次这段 5 分钟的冥想，并使用本章末尾的"工作表 7.1：正念情绪觉察"来记录你的感受。

目标

通过将自己置于此时此地（房间），为练习设定关注当下的基调。

请闭上你的双眼，并在椅子上坐好。现在开始将你的注意力转移到身处这个房间的自己身上。想象你在这个地方，开始留意你将要与之接触的地方。你可能会留意到坐在这把椅子上的感觉，双脚接触地面的触感，或者双手安放在大腿上的触感。请花一点时间建立你和这个房间的联结，以帮助你聚焦在此时此地。

目标

学习专注于呼吸（因为它总是伴随着你）可以迅速将你的注意力带到当下。

现在，把你的注意力放在自己的呼吸上。留意在你呼吸的时候，胸口或横膈膜、嘴巴、鼻子的感受。专注于你正进行的呼吸，用你的呼吸帮助你锚定当下。你的呼吸始终与你同在，因此你可以把它当作锚定当下的提醒。稍暂停一会儿，允许自己仅关注呼吸。

目标

不加评判、实事求是地描述你的感觉（"我感到四肢很沉重"而不是"我感觉很抑郁"）。聚焦在你此刻的感觉（疲惫）上，而不是你未来可能出现的感觉（"这个感觉会一直持续下去"）上。

现在，把你的注意力扩展到你正在体验的任何身体感觉上。暂停片刻，允许自己只观察身体的任何感觉，而不要评判它们是好还是坏，也不试图用任何方式改变它们。只需要带着开放和好奇去关注那里有什么。

目标

理解想法并非事实——它们仅仅是你在脑海里思考的，不等于真的会发生。试着练习观察你的想法，而不是把它们当成事实。

接下来，把你的注意力放在自己的想法上。留意你的想法可能从一个议题跳转到另一个议题上。有些想法可能很快就会溜走，有些可能分散了你的注意，还有些可能让你很难释怀。仅注意你在想些什么，不要试图强迫自己思考一个特定的议题，或者把某一个议题推开。不要将你的经历评判成好的或坏的。如果你发现自己沉浸在某个想法里，就承认，然后温柔地把注意力带回到对想法的观察上。允许自己观察一会儿。

目标

留意情绪的强烈程度是如何自然起伏的。你可能会注意到，当你想起一位老朋友时，你会感到难过。但当你因做晚餐而分心时，这种情绪的强度就会降低。

现在，请把你的注意力转移到对情绪的探索上。情绪就像想法，也是会波动的。在很短的时间内，你可能先经历焦虑，然后是平静、愤怒，再到爱或悲伤，最后是愉悦。情绪一波接着一波涌现，强度不断攀升，又不断回落。仅是感知你此时此刻的情绪，而不是试图以任何方式改变你的情绪体验。允许自己不加评判地观察自己的情绪。留意它们是如何此起彼伏的。

现在，继续留意你的整个体验——你身体的感觉、你的想法以及出现的任何情绪。如果你关注到自己正想要以某种方式改变你的感受，就在注意到这一点后，温和地引导自己回到简单的观察上。如果你沉浸在某个特定的感受、想法或情绪中，就借助你的呼吸帮助你锚定当下，回到注意自身感受的过程中。

如果你准备好了，就开始把自己带回这个房间。想象自己坐在这个房间里，并觉察你与房间有接触的地方。试着动动手指和脚趾，等你准备好了，就睁开眼睛。

第一次完成这个练习后，可能出现几种常见的反应。有的人会觉得这个练习很不舒服。如果我们习惯于快速做某些事情，以分散对情绪的注意，那么哪怕是很短的时间，我们也很难安静地坚持坐着并观察情绪。如果你体验到这个反应，请继续练习——随着时间的推移，你会更容易做到不加评判地观察你的体验。有时候，人们想要知道自己完成练习的方式是否正确。需要指出的是，这个练习的目标不是做得尽善尽美。如果你注意到自己正在加以评判，或者你的想法已经游移到了过去或者未来——干得好！注意到这些模式是改变它们的第一步。最后，人们有时会发现这个练习让人非常放松。请记住，正念情绪觉察的目标并不包括让你放松。我们的目标是教会你以一种非评判的、聚焦当下的方式觉察发生的事情。如果你是在一种中性的情绪里完成这项练习的，那么它很可能让你放松下来。但如果你是在体验某种情绪的过程中完成这项练习的，那么它可能不会那么让人放松。

正念情绪诱发

在你开始觉得自己在非评判地、聚焦当下地观察自身情绪上游刃有余之后，下一步就是在你处于某种情绪状态时，练习使用正念注意。请记住，学习正念觉察就像长出新肌肉一样——你需要不断增加阻力以不断进步。在强烈的情绪中保持非评判和聚焦当下更为困难。

为了在某种情绪状态中练习正念觉察，我们可以使用一种简单的方法来诱发强烈的情绪——听音乐。你应该选择对你有特殊意义的歌曲。你可以试着拿不同类型的歌曲来诱发不同的情绪。请你在听每一首音乐的时候，练习不去评判情绪（"当我听这首歌的时候，我会想起我的前任伴侣"），同时试着不要沉迷于过去或未来（"那是很久以前的事了——从那以后我的生活就改变了"）。在做这个练习的时候，同样可以使用你在冥想时用的"工作表 7.1：正念情绪觉察"，来记录你的感受。

锚定当下

在正式练习了至少一周的正念情绪觉察后，接下来请将这个技术融入你的日常生活。同样地，在前两个练习中，你一直在努力地"长出"正念觉察的"肌肉"，因而现在是时候让正念觉察的"肌肉"在情绪激动时闪亮登场了。我们把这一技术称为"锚定当下"。此时的目标是，当你留意到自己的情绪强度开始增大时，随时按下暂停键，这样你就可以刻意地选择使用与当前情境相一致的情绪反应了，而不是被关于过去或未来的想法驱使。

第一步是选择一个提示物，在情绪激动的时候，你可以借助这个提示物把自己锚定在当下。正如前文提到的，最好的提示物之一就是呼吸，因为无论身处何方，它都一直伴随着你。当然，任何具体的感觉都能起作用（例如，双脚在地面上的感觉）。通过片刻地专注于提示物，你就能把自己从情绪体验中抽离，回到此刻。在你借助提示物从情绪中走出来之后，第二步就是以一种不加评判的方式观察你的反应。这就是所谓的"三点检查"，以提醒你对自己的想法、身体感觉和行为进行观察。当觉察到自己的反应时，你就可以询问自己，这与当下情境是否相符？换句话说，你的情绪和现在发生的事情是否匹配？如果你发现情绪强度正被关于过去或未来的想法影响，那么第三步是试着调整你的情绪反应，使之更贴近此时此地的情境。

锚定当下的步骤

当你留意到某种情绪的强度开始增加时，请按照以下步骤进行练习。

---

1. 借助提示物（呼吸、双脚与地面的触感等），帮助自己与此刻建立联结。

2. 完成三点检查：

    a. 你此刻想了什么？

    b. 你此刻的身体感受到了什么？

    c. 你此刻做了什么？你想要做什么？

---

3. 问问自己：

    a. 我的反应（想法、身体感觉、行为）是否与现在发生的事情匹配？

    b. 我的反应是否受到了过去的经历或对未来的预测的影响？

4. 试着调整你的情绪反应，使之更贴近当下情境的要求。

这里有一个范例：想象你和一位朋友外出吃午餐。在她讲述这一周的经历时，你发现自己变得越来越烦躁，因为你的注意力被一个关于老板为某项目设定了不合理截止期限的想法拉跑了。更多的想法快速涌现，但你还能把注意力集中在片刻的呼吸上。然后你开始做三点检查（想法——"我绝不可能在那个时间点完成"；身体感觉——出汗，肌肉紧绷；行为——想象自己在斥责老板）。至此，你已经能够提醒自己，此刻并不是在和老板互动，你现在也无法处理那个项目的问题。你把注意力重新放到朋友身上，并告诉自己，一吃完午餐就马上投入到工作中。

请记住，锚定当下技术需要大量的练习才能掌握。你可能发现，自己必须在很短的时间内，一次又一次地将注意力拉回到此刻。请记住，正念情绪觉察就跟肌肉一样——每一次将注意力拉回到当下，就像是给注意力"肌肉"做负重弯举。假以时日，你把注意力保持在当下的时间将越来越长，并在徘徊于过去或未来的时候迅速把自己拉回来。

为了帮助你学会这个技术，请在你感受到某一种情绪的任何时候练习锚定在那一个时刻，并在"工作表 7.1：**正念情绪觉察**"上记录你察觉的内容。有关"工作表 7.1：**正念情绪觉察**"的示例，请参见附录 B。

治疗目标进展记录

请在下面的空白处反思"正念情绪觉察"的练习是如何让你更接近在第四章设定的目标的。同时记录你在达成目标方面取得的进展。

小结

本章探讨了以一种非评判的、聚焦当下的方式来观察情绪的重要性。我们论述了对情绪体验加以评判为何常让我们感觉更糟糕。我们还谈到情绪常常根植于过去的经验或对未来的预期。随后，我们练习了旨在促进对情绪的正念觉察（非评判、聚焦当下）的三个技术。第一个技术是帮助我们体会什么是正念情绪觉察的冥想练习。第二个技术是在经历强烈情绪的状况下练习非评判的、聚焦当下的觉察——我们使用音乐这样一种可控的方式来诱发强烈的情绪。最后，锚定当下技术是正念情绪觉察在现实世界中的应用。我们讨论了在日常生活中出现强烈情绪时可以使用的非评判的、聚焦当下觉察的四个步骤。

接下来的三章会更关注情绪反应的每个成分：想法、身体感觉和行为。

到目前为止，你大约能较好地理解情绪体验的每个成分如何进一步激化反应了。接着，我们会教授应对每个成分的具体技术，以帮你用一种有助益的方式应对情绪，并最终缓解症状。

家庭作业

第一周

- 请安排时间，在本周每天至少练习一次正念情绪觉察冥想。同时用"工作表7.1：**正念情绪觉察**"来记录你的体验，你可以多复印一些工作表，以便有更多的空间填写。
- 请继续使用"工作表3.1：**焦虑量表**"和"工作表3.2：**抑郁量表**"（以及你可能也在使用的"工作表3.3：**其他情绪量表**"和"工作表3.4：**积极情绪量表**"），来持续监测你每周的情绪体验。
- 请继续使用"工作表3.5：**进展记录**"来记录焦虑量表和抑郁量表（以及**其他情绪量表和积极情绪量表**）的总分。

第二周

- 请在本周至少完成三次正念情绪诱发，通过听音乐的方式来诱发一种情绪反应。请在"工作表7.1：**正念情绪觉察**"上记录你的感受。
- 另外，请借助"工作表7.1：**正念情绪觉察**"练习锚定当下——当你觉察到某种情绪的强度正在增加时，随时将注意力重新带回到当下。
- 请继续使用"工作表3.1：**焦虑量表**"和"工作表3.2：**抑郁量表**"（以及你可能也在使用的"工作表3.3：**其他情绪量表**"和"工作表3.4：**积极**

情绪量表"），来持续监测你每周的情绪体验。

■ 请继续使用"工作表 3.5：**进展记录**"来记录**焦虑量表**和**抑郁量表**（以及**其他情绪量表**和积极情绪量表）的总分。

自测练习

请回答下列问题，并在所选的正确或错误选项上打钩。答案见附录 A。

1. 在本治疗项目中，正念情绪觉察指的是关注你的情绪可能有多么糟糕。

☐正确　　☐错误

2. 在本治疗项目中，正念情绪觉察指的是以一种非评判的、聚焦当下的方式贴近情绪。

☐正确　　☐错误

3. 接纳情绪意味着让自己"忍气吞声"。

☐正确　　☐错误

4. 在大多数时候，我们都专注于当下，而不是思考过去或担心未来。

☐正确　　☐错误

5. 学会保持正念是很容易的，也不需要花太多时间练习。

☐正确　　☐错误

工作表 7.1：正念情绪觉察

请使用本工作表记录情绪，练习下列技术：正念情绪觉察冥想，正念情绪诱发和锚定当下。

☐ **正念情绪觉察冥想**：请聆听正念情绪觉察冥想指导语的录音，并记录你的感受。

☐ **正念情绪诱发**：选一首确定会诱发你情绪的歌，并练习非评判地观察你此刻的情绪，记录你的感受。

☐ **锚定当下**：当你觉察某种情绪的强度在增加时，请完成以下步骤：（1）借助提示物（如呼吸），帮助自己与此刻建立联结；（2）完成三点（想法、身体感觉、行为）检查；（3）询问自己的反应是否与现在发生的事情匹配；（4）调整情绪反应，使之更贴结当下的情境。

日期	练习冥想、情绪诱发或锚定当下？	你觉察到了什么？			对情绪不加评判的方法，有效程度是多少？	锚定当下的方法，有效程度是多少？
		想法	身体感觉	行为	0 — 10 完全无效　非常有效	0 — 10 完全无效　非常有效

目标

- 认识到想法如何影响了情绪。
- 辨识消极想法的模式。
- 学会让思维更灵活。

回顾家庭作业

你是否完成了上周的**焦虑量表**和**抑郁量表**（还有你决定填写的**其他情绪量表**和**积极情绪量表**）？你是否把各量表总分都登记在"工作表 3.5：**进展记录**"上了？上一章探讨了以非评判的、聚焦当下的方式观察自身情绪的重要性。你学习到了三个旨在促进正念情绪觉察的练习：冥想、正念情绪诱发和锚定当下。我们让你通过"工作表 7.1：**正念情绪觉察**"来记录你完成这些练习的感受。你是否在持续练习以长出正念情绪觉察的"肌肉"？记住，这需要大量的练习——远不是一个晚上就能实现的。坚持练习正念情绪觉察非常重要，尤其在你开始注意到生活中出现强烈的情绪时。提醒自己，完成治疗项目中的这些练习对成功而言至关重要。

核心概念

迄今为止，你已经学会了仔细监测想法、身体感觉和行为之间的相互作用。在上一章，你学习到了一个叫作正念情绪觉察的技术。你练习了以一种非评判的、聚焦当下的方式留意自己情绪体验的三个成分。现在，我们踏上房子的三楼，这一层的各个房间分别提供了应对情绪体验的三个成分（想法、身体感觉和行为）的主要技术。本章聚焦于构成每次情绪体验的一个具体（且很重要）的成分——想法（见图 8.1）。

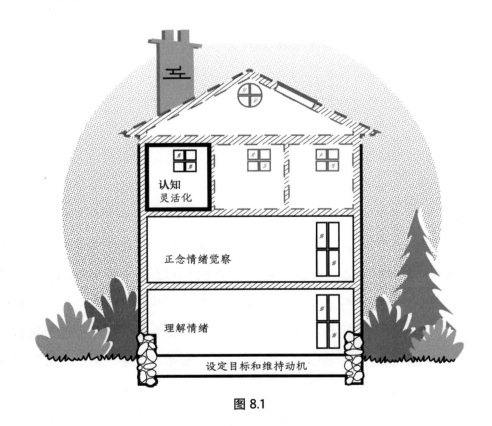

图 8.1

首先，你将更多地了解想法如何影响情绪。然后，你将学会辨别自己何时会自动地以消极的方式看待情绪性情境。最后，你将学习如何让思维更灵活，也就是我们说的认知灵活化。这个技术可用来探索其他可能对你更有帮助的看待事物的方法，进而引导你以有助益的、适应性的方式应对引发情绪的情境。当你专注于自己在想什么的时候，试着使用正念情绪觉察，不加评判地观察你的想法。这会帮助你最大限度地用上本章讨论的技术。

为什么想法很重要？

想法是每种情绪体验中的重要成分。因为我们看待这个世界的方式确实很影响我们的感受。生活中的绝大多数情境都能以不止一种方式解释。比如，想象你一整天都在和近期约会的人传短信，但现在已经有好几小时没有收到对方的消息了。若你想到"他肯定对我不感兴趣了"，你会有什么感觉？也许你会感到悲伤、羞耻，甚至愤怒。相反，若想到的是"他大概被工作分散了注意力"，你的情绪就可能更为平和，甚至很想知道他正在做什么。正如你在这个例子中所见，如何解释情境（没收到对方的消息）确实影响了你的情绪。

此外，你的情绪感受也会影响你的想法。当你处于消极心境中时，你更有可能产生消极的想法。比如，假如你正因为一天辛苦的工作而感到沮丧，此时若没收到约会对象的回复，你也许更会做出消极的猜测。相反，如果你刚刚升职，可能会倾向于做出更为客观的解释。

你有没有因为觉得不好的事将会发生（实际并没有发生）而感到非常焦虑的经历？或者有没有因觉得某人在生你的气（实际上并没有）而感到沮丧的经历？又或者，有没有因为你觉得有人在故意伤害你（实际上并没有）而感到愤怒的经历？请借助后面的空格记录一个你对某个情境的想法影响你的感受的例子。

什么是自动思维？

关于思维，另一件需要记住的是，它们往往会迅速且自动地进入我们的意识。让我们通过一个练习来证明这一点。请花一点时间来观察图 8.2。

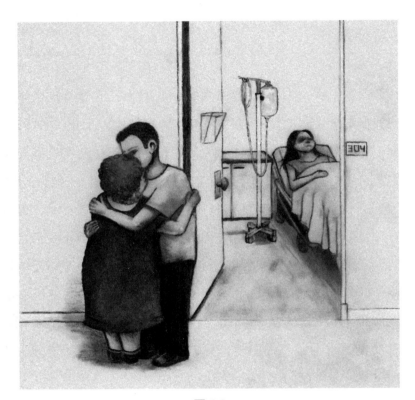

图 8.2

模棱两可图

对于图中正在发生的事情，你想到的第一种解释是什么？请务必记下脑海中闪过的第一个想法。

_____

_____

_____

是什么让你做出了第一种解释？比如，你是否关注了图中特定的部分，如某物体或某人脸上的表情？某段特定的记忆或过去的经历是否影响了你的第一种解释？

_____

_____

_____

对于这张图中可能发生的事情，请想出至少三种其他的解释。如果你的第一种解释是消极的，就看看能否想出一个更积极的解释。如果你的第一种解释是积极的，就看看能否想出更消极的解释。即便这些说法不像你想到的第一种解释那样可信，也没关系。

_____

_____

_____

在完成这个练习的过程中，你可能已经注意到，第一种解释来得非常快——可能只需要几秒。你可能也注意到，一旦你有了这个第一印象，就很难想出其他可能性。或许由于你把注意力放在了画面的关键部分，以致很难看到其他重要的细节。

我们都倾向于快速、自动地解释各种情境。有时，这些自动思维是有帮助的。想象一个危险迫在眉睫的情境，比如一辆汽车正从路上朝你疾驰而来。你可能只会注意到几个关键信息，例如车速有多快，车离你有多远。你大概不会留意到汽车的颜色或型号。在这一情境中，只关注某几个部分是对你有帮助的，能让你快速以跳离此处的方式加以应对。

然而，当我们总是倾向于关注特定情境的消极部分时，好处就没有这么多了。患有情绪障碍的人常会陷入产生消极自动思维模式的困境。由于思维模式会影响我们的感受，所以当我们陷入消极的思维模式时，注意到这一点很重要。

什么是思维陷阱？

当我们发现自己陷入了第一反应总是很消极的思维模式时，就说明我们可能落入了思维陷阱。为了进一步解释，让我们思考一个例子。想象一下，你在工作或是课堂上完成了一次演讲。然后你会和老板或老师见面讨论你的表现。一开始，他们称赞你做得很好，随后又告诉你了一些可以改进的地方，比如可以更好地和听众进行眼神交流。在这个情境中，把注意力放在他们的批评性反馈上能帮助你提高将来的表现。然而，如果你忽略了这一情境中其他可能的想法，比如你做得不错的地方，那么也会引发问题，导致更为强烈的消极情绪，并产生诸如"我永远做不好任何事情"或者"尝试无用"的自我评判想法。进而可能导致你以无益的方式回应，比如拒绝再次演讲，或者给老师或老板发送表达愤怒的电子邮件，随后又后悔不已。

患有情绪障碍的人普遍存在两种类型的思维陷阱：*高估危险性*和*灾难化结果*。这些思维陷阱会大大妨碍你看到其他的可能性。让我们展开对这些陷阱的讨论。

高估危险性

当你在几乎没有证据的情况下认为你的自动思维（比如，不好的事情会发生，你是一个失败者）是事实时，这种思维陷阱就会出现。你还可能忽略指出了不同可能性的证据。比如，假如某人经常出现惊恐发作，当他留意到惊恐发作的症状（例如，心跳加速、呼吸急促）开始出现时，他变得很害怕，担心自己会因心脏病发作而死亡，尽管这从未发生过。这个人马上得出了消极结果会发生的结论。他还仅仅关注这一种可能的结果，忽略了其他可能性，比如惊恐发作很快就会过去。同时，他也忽略了惊恐发作不太可能导致心脏病发作或死亡的证据。

再来想象另一个人，她因为抑郁情绪而难以完成日常活动。她知道自己"应该"起床，洗澡，然后出门；但她近期情绪一直很低落，甚至在做以前很享受的事情时也是如此。她可能想，不管她做什么，这一整天都会感觉很糟糕。在这一情境中，她得出了如下结论：她这一天不会有积极（甚至中性）的感觉。她忽略了其他可能性，比如如果她决定花时间和自己在意的人相处，她的情绪就可能有所改善。这一思维陷阱也会让她更有可能待在床上，使她的抑郁症更严重。

高估危险性可能在不同的情绪状态中出现。比如，想到朋友肯定是有意伤害自己的，可能马上就会出现愤怒情绪。同样地，"我老是把事情搞砸"的想法可能会让你感到羞愧和认为自己一文不值。

灾难化结果

当你总是自发地预测最糟糕的情况将要发生时，就掉入了这种思维陷阱。你也会觉得，当这种情况真的发生时，自己是无力招架的。想象一下，一个人担心若在派对上说不出什么有趣的事，人们就会不欢迎她。她还猜测如果真的这样，将会是毁灭性的打击。在这个例子里，这个人认为无话可说的结果是非常糟糕的——她会被人们拒绝。她还假设若自己被拒绝，就会彻底崩溃。这样仅关注一种消极的可能性，让她忽视了其他可能性。比如，别人并不一定不欢迎她。她也忽略了自己以往曾很好地面对过被拒绝经历的证据。陷入这种思维陷阱可能让她感到更加焦虑，也更加悲伤，并极有可能使她回避与派对中不认识的人交谈，甚至干脆不参加派对了。

现在，我们再来谈谈另一个害怕回家过节的人。他害怕这会让他遇到引起痛苦回忆和闪回的刺激源（比如某个人或地方）。他下意识地认定自己无法应对（"我肯定招架不住"或是"我会再一次崩溃，再也不会好起来"）。这一思维陷阱会让人在遭遇刺激源的时候，难以看到其他的可能性，还可能导致无益的反应——比如远离朋友或家人，或者用酒精来麻痹消极情绪。

识别思维陷阱

思维陷阱的弊端是让我们的想法变得不那么灵活。在一个情境中只看到消极面，使我们更容易以无益的方式应对——比如回避或推开情绪。正如此前讨论的，这会让我们陷入消极情绪的恶性循环。改变这一模式的第一步，是在你的日常生活中觉察自己可能陷入某一个思维陷阱。请翻开你之前完成的"工作表 6.1：**情绪反射弧**"。看看你所记录的想法，你能否识别掉入上述思维陷阱的想法。

请记住，消极自动思维往往会让人同时落入两个思维陷阱——高估危险性和灾难化结果。弄清楚某个想法陷入的到底是哪一个思维陷阱并非第一要务。相反，我们的目标是觉察自己何时落入了思维陷阱。认识到这一点，能帮助你质疑自己最初的直觉解释。

你可能会因为发现自己常常落入思维陷阱而感到气馁。请记得使用正念情绪觉察的技术，以一种非评判的方式观察你的思维陷阱。比如，你可以提醒自己，基于过往的经历，你对事物存在消极的第一印象是有原因的。此外，你的消极自动思维并不一定会成真，而养成考虑其他可能性的习惯是很重要的。这会让你为迈出下一步做好准备——提高认知灵活化水平。

如何让我们的思维更加灵活？

跳出这些思维陷阱的方法之一，是把自己消极、自动的想法看作可能的解释之一，而不是绝对的"事实"。认知灵活化是去探索对于会引发强烈情绪的情境有哪些其他解释。学会让你的想法更灵活，能够帮助你以更有助益的方式应对强烈的情绪。当你发现自己落入了一个思维陷阱时，请询问自己以下问题，以探索对于会引发情绪的情境的其他解释。

应对消极自动思维的问题

请在发现自己落入思维陷阱时，填写以下问题。

■ 我是否笃定地认为＿＿＿＿＿＿＿将会发生或是一个事实？

■ 我能找到什么证据来支持或反对这一想法或信念？

■ 还有其他解释吗？

■ 我感觉＿＿＿＿＿＿＿有多大可能性是会真实发生的？更符合实际的、发生＿＿＿＿＿＿＿的可能性有多大？

■ 我的消极自动思维是否被此刻体验到的强烈情绪影响了？

■ 如果＿＿＿＿＿＿＿成真，我能否应对？我会如何应对？

■ 如果＿＿＿＿＿＿＿成真，我能否接受？

这些问题旨在帮助你摆脱思维的束缚。回答这些问题能使你更容易想到其他可能的解释。请记住，你自动化的第一印象来得很快，因此一个可能有效的方式是把这些问题输入手机或存为照片，之后用起来会更便捷。让我们看一个使用范例。还记得那个担心在派对上说不出有趣内容就会不受欢迎的人吗？若那真的发生了，她认为这对她而言是毁灭性的。想一想，她可能怎么回答上述问题。

■ 我是否笃定地认为*如果我说不出任何有趣的内容，他们就会不欢迎我的情况*将会发生？不，我并不能确定那一定会发生。

- 我感觉<u>他们不欢迎我</u>有多大可能性是会真实发生的？非常有可能，尤其是在我焦虑的时候。更符合实际的、发生<u>他们不欢迎我</u>的可能性有多大？这件事情真正发生的可能性或许比我预想的小一些——我内心感觉是 90%，但也许 40% 的概率更符合实际情况。

- 如果<u>他们不欢迎我</u>成真，我能否接受？我觉得应该可以。我之前也被拒绝过，比如以前有人在第一次约会后就再也不联系我了。当时并不好受，但我现在已经不再想这件事了。

现在让我们回看那个害怕回家过节的人。他的自动思维是担心自己在遇到引发痛苦记忆的刺激源时无法应对。他可能尝试问自己以下问题。

- 我能找到什么证据来支持或反对这一想法或信念？以前，在某些时候一想到回家，就感觉实在难以承受。但这也不是每次都会发生。

- 我的消极自动思维，是否被此刻体验到的强烈情绪影响了？大概是的——我在非常焦虑的时候就会有更多类似的想法。

- 如果<u>他们不欢迎我</u>成真（而且<u>回家后我又开始感到抑郁</u>），我能否应对？也许能吧……我之前也会感到抑郁——有时候，我还能比别人应对得更好。我会如何应对？我可以和朋友谈一谈，并坚持做我喜欢的事情。

对这些问题的回答可帮助你在遇到其他会引发情绪的情境时，想到其他的解释。比如，担心回家过节的人可能会想："这可能不会像我想象的那么糟糕""也许之后我会感觉有点沮丧，但不会就此抑郁了"。他可能还会想出关于如何应对的其他想法："即使我真的抑郁了，我也有一些有用的方法来应对——比如与朋友和心理医生谈一谈"。这些想法或许会帮他想到使回家的旅途更具可控性的方法，比如让支持他的人待在身边，并制订一个在感到不安时的行动计划。不过请记住，我们的目标不是摆脱消极自动思维，而是允许更多可能性的存在。

现在，试着把你学到的认知灵活化技术和你在"工作表 6.1：情绪反射弧"中发现的思维陷阱结合起来，并使用本章末尾的"工作表 8.1：认知灵活化"来指导你。你会注意到在该工作表顶部，是在生出消极自动思维时可以问自己的问题。通过它们的引导，你将得以思考其他可能的解释。这将会帮助你从更多的角度看待消极自动思维。在问自己上述问题的时候，请使用正念情绪觉察技术去聚焦当下正在发生的事情。例如，如果你的第一个想法是"那个人要和我分手了"，你可以思考那个人当下是否就要和你分手。这将帮助你提出更符合当前情况的解释。有关"工作表 8.1：认知灵活化"的示例，请参见附录 B。

当你在练习认知灵活化的时候，请记住，我们的目标不是让你摆脱消极自动思维，而是允许其他可能的解释和想法存在。此外，你有时可能觉得逐一使用这些问题像是在"走过场"，因为你并不完全相信自己提出的新想法。要知道，你已经习惯于此前做出的一系列消极解释了，所以需要时间和反复练习才能让自己真心相信新的想法。只要你持续以更合理和更现实的新思维方式进行思考（不是为了"积极思考"而得出最积极的结论），随着时间的推移，你就会开始更加相信这些想法。

关于情绪的想法

同样重要的是在看待情绪的方式上也要尽可能灵活。例如，患有情绪障碍的人通常会对情绪体验产生消极自动思维。比如你可能想"我不应该感到焦虑"或"我讨厌悲伤"。请练习做出对情绪的其他解读，比如"焦虑可以帮助我为重要的事情做准备"和"有时候，焦虑是有帮助的"。同样的道理也适用于愤怒和悲伤这样的情绪——关于这些情绪的有益想法也许是"我对老板不公平对待我感到愤怒是有道理的"，也许是"在失去后感到难过是正常的，现在的感觉会帮助我继续前进"。提出对各种各样情绪体验的其他解释，会帮助你贴近情绪而不是推开它们，这正是本治疗项目的目标。

促进对闯入性的、不想要的想法的认知灵活化

有些人的想法似乎是"突然出现在脑海里"且毫无意义的。常见的例子是想要伤害他们心爱的人，或者担心一些可怕但不现实的事情发生（比如从扶手上感染艾滋病病毒）。如果你也存在类似的情况，可以先问问自己，"出现这种想法让我有什么感觉？这种想法对我意味着什么？"然后使用前面列出的"消极自动思维的应对问题"，对有这些想法可能意味着什么做出其他解释。

例如，有些人可能因为存在这些闯入性的和不想要的想法，而认为自己是一个"恶魔"或糟糕的人。比如，脑海中冒出一个母亲遭遇车祸的闯入性想法，可能促使人们怀疑这是否意味着他们希望这件事情发生。在这一情境中，可以用认知灵活化的方式来问自己：除了"正因我有这样的想法，我便是一个糟糕的人"，是否还存在其他解释？有这些闯入性想法的人也可以问自己，有什么证据表明他们是一个糟糕的人？这些问题可能会帮助他们看到，自己从未按照这些想法行事，而且他们认为将此付诸行动的想法非常令人反感。这可以帮助他们对这些不想要的想法的含义做出其他解释。例如，"有这些想法并不意味着我是一个魔鬼或我会付诸行动"。

如果认知灵活化不管用怎么办？

你也许注意到，质疑自己的自动思维在某些情况下并不有效。你可能会想出其他解释情绪的想法，但你很难真心相信它们。你还注意到，在强烈情绪下考虑其他观点尤其困难。这可能是因为某个特定的情境诱发了你的核心自动思维。核心自动思维并未指向某一个具体的情境或事件，这些想法常常是关于自己的："我是无能的""我是一个失败者""我不值得被爱""我是糟糕的""我是没有价值的"或者"我会一直孤单下去"；也可能是关于周围世界的："这个世界是危险的"，或者"我终究无法控制发生在自己身上的事"。核心自动思维常常暗藏于表面之下，就像皮肤下引发疼痛的淤青并不易显露。当你的核心自动思维被激活时，就像在淤青上按压了一下，情绪强度会急剧增加，这使你很难灵活地思考。

对很多人来说，探索自己的核心自动思维需要仔细进行挖掘。箭头向下技术可以帮到你。可以从近期引发情绪的消极自动思维入手，再借助本章末尾的"工作表 8.2：**箭头向下——识别核心自动思维**"，来问自己以下问题："如果（自动思维）是真的，会发生些什么？""然后会发生什么？"以及"如果（自动思维）是真的，这对我来说意味着什么？"坚持问下去，直到你发现一个让你的情绪变得格外强烈的、妨碍你灵活思考的想法，这便是核心自动思维。有关"工作表 8.2：**箭头向下——识别核心自动思维**"的两个示例，请参见附录 B。

好消息是，就像练习应对消极自动思维一样，你也可以通过质疑核心自动思维来变得更加灵活。使用一些问题来引导你想出一个更合理或更客观的替代想法。例如，"我还不错""我足够好了""我是有价值的"，或者"有时我很成功"。这些新的核心自动思维不应该过于积极（像"我从不做错任何事"），因为强迫自己相信过于积极却不现实的想法是不会有帮助的。请记住，不必限制自己只挑战"工作表 8.2：**箭头向下——识别核心自动思维**"底部的核心自动思维。通过这个练习产生的任何想法，都可以用此技术去处理。

当你产生了一些替代原有核心自动思维的想法后，请每天开始寻找支持新核心自动思维的证据。可以是发生在你身上的事，也可以是你做得很好的事。例如，一个人的新核心自动思维是"我足够好"，他可能收集到的证据是有朋友称赞了他。另一个人的新核心自动思维是"有时我可以成功"，他就会注意到自己即使在抑郁的状态下，也能沐浴并打理好自己。此时，认知灵活化就起到作用了。你仍然会感知到消极的事情，但也同样在试着寻找积极的事情去支持你的新核心自动思维。你可能会发现，每天记两三件事是有帮助的。

治疗目标进展记录

　　请在下面的空白处反思"认知灵活化"的练习是如何让你更接近在第四章设定的目标的。同时记录你在达成目标方面取得的进展。

小结

本章详细探讨了情绪体验的一个成分——想法，看到了想法怎样影响我们的情绪，讨论了想法如何变得自动化从而形成思维陷阱。最后，我们学习了如何质疑思维陷阱，并以不同的方式看待引发情绪的情境。通过认知灵活化技术，你将会以更有益的方式对自身情绪做出反应而不是逃避。下一章会关注情绪体验的另一个非常重要的成分——行为。

家庭作业

- 请使用"工作表 8.1：**认知灵活化**"来记录自己陷入某个思维陷阱的经历，并思考对引发情绪的情境的其他解释。请记住"应对消极自动思维的问题"可以引导你想出其他可能的解释。请每天至少练习一次。你可以多复印一些工作表，以便有更多的空间填写。

- 请继续使用"工作表 3.1：**焦虑量表**"和"工作表 3.2：**抑郁量表**"（以及你可能也在使用的"工作表 3.3：**其他情绪量表**"和"工作表 3.4：**积极情绪量表**"），来持续监测你每周的情绪体验。

- 请继续使用"工作表 3.5：**进展记录**"来记录焦虑量表和抑郁量表（以及**其他情绪量表**和**积极情绪量表**）的总分。

- 可选作业——如果你在练习认知灵活化的过程中遇到困难，请使用"工作表 8.2：**箭头向下——识别核心自动思维**"，核心自动思维可能让你在某些情况下很难质疑最初的自动思维。之后再使用"工作表 8.1：**认知灵活化**"来对你的核心自动思维提出不同的解释。

自测练习

请回答下列问题，并在所选的正确或错误选项上打钩。答案见附录 A。

1. 想法会影响我们的情绪，但情绪不会影响我们如何解释情境。

   ☐正确   ☐错误

2. 我们总是能够完全且有意识地控制自动思维。

   ☐正确   ☐错误

3. 在本治疗项目中，分辨你正陷入的是两种思维陷阱（高估危险性和灾难化结果）中的哪一种并不重要。

   ☐正确   ☐错误

4. 在本治疗项目中，认知灵活化的目标是消除所有不正确的思维模式。

   ☐正确   ☐错误

工作表 8.1：认知灵活化

请使用本工作表来帮助你从第一感觉中走出来，识别你是否陷入了某种消极的思维陷阱，并提出你对这一情境的替代想法。请使用下列问题帮助你评估自动思维。

- □ 我是否笃定地认为＿＿＿＿＿将会发生或是一个事实？
- □ 我能找到什么证据来支持或反对这一想法或信念？
- □ 还有其他解释吗？
- □ 如果＿＿＿＿＿成真，我能否接受？

- □ 我感觉＿＿＿＿＿有多大可能性是会真实发生的？更符合实际的、发生＿＿＿＿＿的可能性是多大？
- □ 我的消极自动思维是否被此刻体验到的强烈情绪影响了？
- □ 如果＿＿＿＿＿成真，我能应对？我会如何应对？

情绪／诱因	自动思维	这是一个思维陷阱吗？ 是／否	其他解释 往往包括"自动思维可能不是真的"和"即使是真的，我也能应对"

工作表 8.2：箭头向下——识别核心自动思维

有时候，你想到的其他解释看起来不太可信。这可能是因为核心自动思维在影响你最初的消极想法。使用本工作表探索可能隐藏在第一个自动思维之下的核心自动思维。

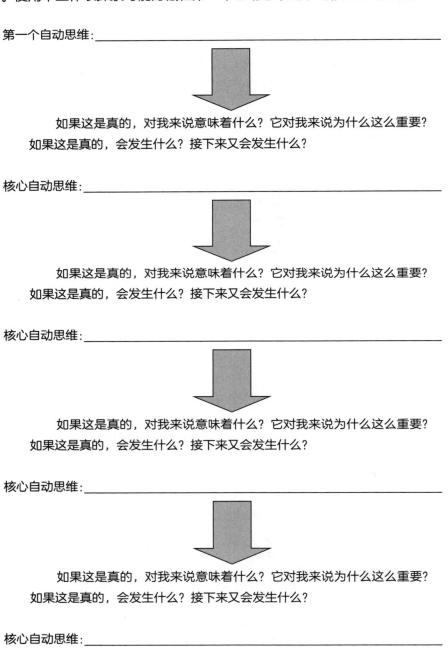

第一个自动思维：_____

如果这是真的，对我来说意味着什么？它对我来说为什么这么重要？
如果这是真的，会发生什么？接下来又会发生什么？

核心自动思维：_____

如果这是真的，对我来说意味着什么？它对我来说为什么这么重要？
如果这是真的，会发生什么？接下来又会发生什么？

核心自动思维：_____

如果这是真的，对我来说意味着什么？它对我来说为什么这么重要？
如果这是真的，会发生什么？接下来又会发生什么？

核心自动思维：_____

如果这是真的，对我来说意味着什么？它对我来说为什么这么重要？
如果这是真的，会发生什么？接下来又会发生什么？

核心自动思维：_____

- 了解与强烈情绪相关的行为。
- 理解行为是如何影响情绪体验的。
- 识别与应对不同类型的情绪性行为。

回顾家庭作业

你是否完成了上周的焦虑量表和抑郁量表（还有你决定填写的其他情绪量表和积极情绪量表）？你是否把各量表总分都登记在"工作表 3.5：进展记录"上了？此外，上一周你是否留意到了任何消极自动思维？如果你的回答是肯定的，那么你能否使用"工作表 8.1：认知灵活化"找到替代想法来解释引发情绪的情境呢？请记住，当我们对第一感觉（通常是消极的）信以为真时，便可能陷入思维陷阱。评估消极自动思维的目的并不是纠正它们，而是希望以更灵活的方式允许其他合理解释的存在。如果你的答案是否定的，请在接下来的一周内，对你的消极自动思维进行密切监测并保持怀疑。

核心概念

　　三楼的第二个房间提供了识别和评估情绪性行为的技术（见图 9.1）。情绪性行为在通常情况下对我们是有利的（例如，遇到狂吠的流浪犬时的恐惧会让我们逃离危险，在表达消极反馈时小心地措辞以避免感到内疚），但有时，这样的行为与当前的情境并不匹配（比如，因为对会议报告感到焦虑而决定不参会）。正如第五章讨论的那样，情绪性行为虽然在短期内有助于缓和不愉快的情绪，但从长远来看，它们会让我们的生活受限。在本章，你首先要学会识别自己在强烈情绪下使用的行为。然后，你将致力于发展出从长远来看不干扰生活的新行为方式。

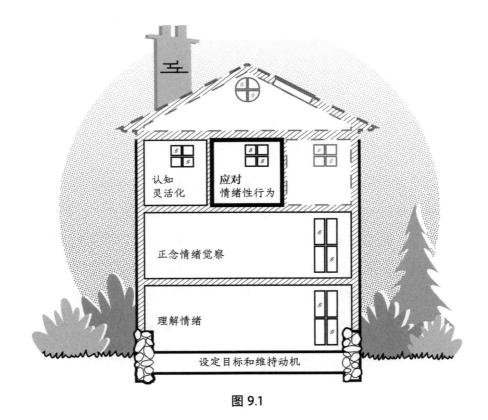

图 9.1

什么是情绪性行为？

"情绪性行为"这一术语指的是我们为管理情绪所做的事情。我们的行为可能在许多方面受到情绪的影响。首先，每一种情绪都自然而然地与特定的行为联系在一起，这些行为被称为情绪驱动行为。我们在第五章讨论了与每种情绪相关的自然行为反应是如何起到作用的。例如，悲伤会促使我们退缩以处理丧失或挫折。当受到委屈时，愤怒促使我们为自己辩护。在这里花一点时间，通过填写图 9.2 中的表来列出自己在其他常见情绪下的有益行为。

情绪	相关的行为
焦虑	
内疚	
快乐	
其他情绪	

图 9.2

情绪驱动行为倾向

你也许记得，焦虑有助于我们为未来的重要事件做准备（例如，为临近的考试进行复习，为退休做储蓄）。内疚促使我们在伤害他人后做出补偿。快乐让我们知道自己看重什么并继续去追求。在上述情况中，情绪传达了关于周围世界的重要信息，使我们能以对自己有益的方式行动。

但有些时候，我们在强烈情绪下做出的情绪驱动行为对自己并不那么有帮助。比如，你因为工作不顺而对伴侣发脾气。当我们因其他事情感到有压力时，往往会向我们爱的人发泄，即便我们知道这并不能解决问题。那么为什么要这样做呢？因为我们采取的行为通常会在短期内减少痛苦。也就是说，向你爱的人发泄脾气会让你感到好受一点——有点像抓痒，也会让你仿佛能从压力中解脱。但是这种缓解往往是短暂的，因为这些行为会导致长期结果，让你以后感觉更糟（例如，与伴侣有更多的争吵，为发脾气而感到内疚）。

第六章讨论了人类预测未来的能力会如何引发无益的情绪性行为。可以设想某些特定的情况是否可能引发强烈的情绪，从而改变我们的行为，以防止潜在的不舒服的感觉出现。例如，避免参加聚会会让你在短期内不再感到焦虑。但是，从长远来看，如果你永远不能和朋友出去玩，将对你的人际关系产生消极影响。更重要的是，回避聚会将传递出这样的信息：社交场合的确很危险（不然你为什么要回避它们？），这让你以后更难贴近情绪。完全避免参与某些情境、事件或活动被称为明显的（情境性）回避。

除此之外，我们还会采取不那么明显的方式在一定程度上避免感受到不舒服的情绪。细微的行为回避指的是避免自己完全体验到情绪的行为。比如，你参加了一个聚会，但若要和不熟的人交谈，你可能会先玩会儿手机游戏或喝上几杯酒。认知回避指的是让你的大脑保持忙碌以使注意力离开情绪。像是在会上感到不耐烦时，通过上网来分散自己的注意力。最后，安全信号是人们随身携带用以帮助他们在引发情绪的情境中感觉变好的物品。它们可以是像护身符一样带有迷信性质的东西，也可以是类似手机或者水瓶这样实用的物品，甚至是在前往令人不舒适的地方时希望能陪在我们身边的人。乍一看，安全信号好像不会带来什么大麻烦。但问题是，一直依赖它们会妨碍你看到自己可以独立解决问题的能力。使用细微的行为回避、认知回避或安全信号还会传递出以下负面信息：你无法应对情绪体验的全部冲击——这让你陷入回避并维持对情绪的消极信念的恶性循环。

总的来说，所有这些无益的情绪性行为在短期内会让你感觉好些（至少一点点），但从长远来看会导致更多的消极情绪。每个人都可能做出与自身生活相关联的特定或特殊的情绪性行为。参考表9.1中的例子，关注它们是如何在短期内让我们回避消极情绪，长期来看却会使消极情绪增多的。

表 9.1 情绪性行为的短期和长期结果

情绪驱动行为	
由强烈情绪驱动的行为旨在降低这种情绪的强度	
行为	**结果**
离开一个令人焦虑的情境	**短期**：焦虑强度减弱 **长期**：开始回避更多令人焦虑的情境，确认了当前情境"危险"，从而在类似情境中将持续地体验到焦虑
怒斥让你生气的人	**短期**：释放压力，就像是你给了他们"一个教训" **长期**：关系破裂，感到内疚
过多地道歉	**短期**：感觉好受些，确认对方并不在意后获得慰藉 **长期**：别人因不得不一再地向你确认而感到恼火，反而确认你确实做了"坏事"
反复给亲人打电话以确认他们的安全	**短期**：听到对方声音时感到释然 **长期**：亲人们对不断打来的电话感到烦躁，而你每当想到他们可能不安全时，都会再次感到焦虑
自伤行为（如故意割伤自己）	**短期**：将注意力从情绪痛苦中转移开，感到释放 **长期**：留下伤疤，引来社会污名，强化了情绪痛苦比身体痛苦更加危险的信念
饮酒或物质使用	**短期**：将你的注意力从情绪痛苦中转移开，感到释放 **长期**：可能做出事后让你后悔的行为，强化了你如果不借助物质则无法应对情绪的信念

明显的回避	
完全避开那些会引起强烈情绪的情境或人等	
行为	**结果**
拒绝参加聚会以回避社交情境引起的焦虑	**短期**：避免在聚会上感到焦虑 **长期**：朋友们不太高兴并将更少邀请你参加活动，确认了这个聚会是"危险的"，从而继续为此而焦虑和继续回避以后的聚会
因担心惊恐发作而不乘坐公共交通工具	**短期**：也许能避免一次惊恐发作 **长期**：花钱打车，可能要花很长时间才能到达某个地方，确认了自己无法应对惊恐发作的信念
避开那些让你想起美好时光的场合或地方	**短期**：在当下不用去想自己有多抑郁 **长期**：确认了回想过去会让自己长时间消沉的信念

细微的行为回避	
当无法采取明显的回避时，采取阻止人充分体验这种情绪的行为	
行为	**结果**
为避免闲聊而在聚会上发短信	**短期**：感到不那么尴尬和焦虑 **长期**：无法认识新的人和结交新朋友，确认了如果没有"看起来很忙"，别人就会评判自己的信念

续表

行为	结果	
避免喝含咖啡因的饮品	**短期**：避免不舒服的身体感觉，如心跳加速	
	长期：使自身对食物和饮料的选择受限	
在泳池，用毛巾把自己裹起来，以避免他人看到你的身体	**短期**：对没人会看自己而感到轻松	
	长期：确认了自己的身体令人羞耻的信念	
完美主义	**短期**：感到压力，但避免了质疑自己做得好不好而产生的不适感	
	长期：为追求"完美"而持续有压力感，担心一旦犯错误，别人就会看轻自己	
限制食物摄入	**短期**：避免了对体重增加的担忧	
	长期：强化了必须达到某个体重的信念，一旦吃了"不好"的食品，焦虑就会增加	

认知回避
用来避免思考令人痛苦的事情的认知策略

行为	结果	
分心（例如，阅读、听音乐、看电视）	**短期**：让你的注意力从痛苦的情境中转移	
	长期：进一步维持了自己无力应对情境的信念	
分离体验	**短期**：避免与痛苦情境产生联结感	
	长期：错过当下情境的一些重要信息（例如，他人向你提出的问题、相关指示）	
担忧/思维反刍	**短期**：感觉自己像是在努力解决问题	
	长期：非但不能解决问题，还会占用很多时间，且随着时间的推移，增加了实际的消极情绪	
试图推开引发情绪的"坏"想法（压抑想法）	**短期**：因不必思考这些想法而感到轻松	
	长期：想法将不断回来，且比之前更强烈，令自己感觉更危险	

安全信号
随身携带用来让人感觉更舒服和/或防止情绪失控的物品

行为	结果	
乘坐飞机时随身携带护身符以使自己感觉好受些	**短期**：在飞行途中感觉不那么焦虑	
	长期：维持了乘机必须带着这些物品的信念，如果忘记带了，就无法乘机	
携带水瓶、药物或手机等"以防万一"的物品	**短期**：为一切做好准备的安心感	
	长期：你的行李会非常重，且坚信自己没有这些就不能正常生活	
让一位"安全人员"陪伴自己到一个不舒服的情境	**短期**：不会感到无聊	
	长期：远离那些显得不友好的情境，也无法结识新朋友	
携带自我防卫物品	**短期**：因准备充分而有安全感	
	长期：强化了世界是一个危险的地方而你无法独自应对的信念	

既然无益的情绪性行为会产生消极的结果，为什么我们还会继续这样做？

就像之前提到的，无益的情绪性行为会使痛苦得以短暂地缓解。当一种行为让你感觉更好受时，哪怕只是一小会儿，它也会被强化。换句话说，你的解脱感是一个非常强大的动机，会促使你再次完成相应的行为。可以这样理解：当你身处巨大的痛苦中时，如果按下一个按钮就有止痛药让自己好受些，那么你可能会一直按下去。一做某种情绪性行为就会马上缓解消极情绪，这样的即时强化是很难被打破的——即使我们知道从长期来看，它只会产生适得其反的效果。

当你进入一个诱发强烈情绪的情境时，做一些"有效"行为（快速减少消极情绪）的吸引力会非常强。例如，当你开始感到恐慌时，你往往会离开拥挤的地方，等下一次发生这种情况时，你可能有相似的行为冲动。虽然离开会让你马上感觉好一些，但你也在确认一个信念：拥挤的人群确实是危险的，没有惊恐发作正是因为自己离开了。而下次身处拥挤的人群时，你很有可能比以前更焦虑，自然也更想要离开。此外，持续回避强烈的情绪会让你陷入一个恶性循环，通过这样的行为表现，你不断地告诉自己，情绪是"不好的"，进而使它们在每次出现时变得越来越难以承受。

让我们做个练习来进一步强调回避情绪的短期和长期结果。

回想一个令你非常尴尬的时刻。把当时的情境填写在下面几行空白处。发生了什么事？你做了什么？想了什么？感觉是怎样的？请尽量使用客观的描述性语言。

_____

_____

_____

在接下来的 1 分钟里，请在你的脑海里不断回想这段记忆。

把注意力完全集中在这段记忆上。

你在多大程度上能够顺利地回想起这段记忆（请在选项上打钩）？

□非常顺利　　　□较为顺利　　　□有点顺利　　　□完全做不到

现在，在接下来的 1 分钟里，请完全不要回想那段尴尬的记忆。除它以外，可以思考任何事情。

同样地，你在多大程度上能够顺利地避免回想起这段记忆（请在选项上打钩）？

□非常顺利　　　□较为顺利　　　□有点顺利　　　□完全做不到

你是否发现自己很难不想起那段记忆？很多人认为这是一个几乎不可能完成的任务！你也许能够暂时不去想那段记忆，但可能需要很大的努力来分散自己的注意力（比如，在心里唱歌）。通常，只要我们放松警惕，这些想法就会卷土重来。告诉自己要摆脱某个特定的想法，你基本上就是在向自己确认这个想法是不好的，应当回避它。这样的回避会让它们看起来简直太可怕了，以至于除了强行赶走它们，没有其他办法可以用。而当某件事的确很危险时，它通常会吸引我们的注意力，以便进行应对——这就是越压抑这些想法，它们反而出现得越频繁的原因。

如何打破无益的情绪性行为循环？

打破这种恶性循环的最好方法之一就是用一种新的替代行为来取代当前的情绪性行为。比如，当你感到悲伤时，可以锻炼身体或发短信给朋友，而不是上床休息。我们把这种技术称为选择一种替代行为——也就是说，当你体验到强烈的情绪时，采取一种与过去不同的行动。请查看表 9.2 中替代行为的示例。

表 9.2　情绪性行为对应的替代行为

情绪	情绪性行为	替代行为
恐惧	逃离／回避人群或场所	留在当前情境中，靠近人群或那些地方
	挑衅打架	冷静地沟通
	威胁他人	表达赞美
悲伤	远离朋友	打电话给朋友，制订出行计划
	上床小睡	安排活动
	回避喜欢的活动	制订计划去做些有趣的事
	聆听悲伤的音乐	聆听振奋人心的音乐
	行动迟缓	保持活力：快走、做俯卧撑、拉伸身体
	拒绝眼神接触	进行直接的眼神交流
焦虑	过度准备	为准备时间设定一个期限，参加愉快的活动
	回避	直面当前情境
	寻求安慰	通过讨论其他事情来避免寻求安慰
	担忧／思维反刍	练习正念或问题解决技术（比如，确定解决问题的具体步骤清单）
	过度关注身体感觉	
	跺脚或搓手	保持双脚与地面的完全接触，把手放在腿上
愤怒	打架	在做出反应前暂停一下，去散个步
	怒吼	用平静的语气说话
	砸东西	用慢动作行动，把东西轻拿轻放
	握紧拳头	放松手部，把手指伸展开使之不可能握成拳头
	咬紧牙关	表达赞美
	说出刻薄的话	讲个笑话，从他人的视角考虑
	发泄强烈情绪	轻柔地舒展身体
	来回踱步	向后退一大步
	逼近别人	
内疚／羞耻	退缩	联系他人
	回避眼神交流	进行眼神交流
	小声说话	大声说话
	思维反刍	锚定当下
	保持弯着腰的姿势	坐直／站直
	过度道歉	只道歉一次（如果有必要），说点别的话题
	为弥补过错而亏待自己	参与愉快的活动（给朋友发信息、吃最爱的食物、听音乐等）

　　比起回避，贴近你的情绪也是替代行为的一种重要形式。这里的"贴近"指的是参与会引发你所回避的情绪的活动。这样做会帮你进一步收

集关于你在特定情况下的应对能力的信息。举一个之前提到的例子，如果你总是因为担忧惊恐发作而避开人群，就会认为自己无法应对拥挤的人群。而若你能直面这个情境，就有机会更了解自己在这种情境中可以做得多好。

随着时间的推移，行为方式的改变也会改变情绪。正如第五章讨论的，我们的情绪体验产生于想法、身体感觉和行为的相互作用。因此，改变我对其中任何一个成分的反应就会改变整个情绪体验。在第八章学习认知灵活化技术时，你可能已经注意到了这一点。在那些例子中，改变你对自动思维的反应会影响你随后的想法、身体感觉或行为。让我们看一个关于改变行为如何影响情绪体验的例子。

如果你因在路上堵车而生气，就可能对别的司机大喊大叫。在这么做了之后，你的心率会上升，开始想起此前其他司机是如何不合理地插队加塞的，于是感到更加愤怒，进而可能与另一个司机打起来。而在这之后，你又可能因自己的所作所为感到难受。相反，如果你不去吼叫，而是跟着收音机唱歌（一种替代行为），就不太可能激起愤怒的情绪，进而避免了与其他司机发生争执的可能性，你甚至会为自己应对这种情况的方式感到自豪。

正如上述例子所展示的，替代行为所产生的短期和长期结果与情绪性行为并不一样。从短期来看，使用替代行为也许有困难，尤其是当它与你之前的习惯做法完全不同时。但长期来看，使用替代行为可以降低情绪体验的强度，并使你为自己应对困难情境的能力而骄傲。

既然我们已经探讨了使用替代行为的基本原理，现在就回顾一些可以帮你想出对你有效的替代行为的方法。替代行为并不总是意味着做一些重大挑战，比如接近一个令你恐惧的情境；替代行为也可以很简单，比如坐直了，而不是没精打采地瘫着。

另一个关键点是，替代行为需要你做出行动。人们很容易认为一种行为的反面是什么都不做。例如，有些人可能倾向于从反复寻求确认变为一句话都不说。然而我们发现，从做了什么事，变成什么都不做，真的很难。而从做了什么事，变成做点什么不一样的事，会容易一些。因此，与其试图消除一种行为，不如试着专注于替代它。

有时候想出一个替代行为真的很困难。如果你发现自己受困于此，那么试着从你所能想到的最为极端的相反行为开始，或许会有帮助。比如，如果一个人在感到悲伤时的情绪性行为是独处，那么最极端的相反行为可能是参加一场大型音乐会，或与他看到的每个陌生人交谈。这些行为大概不具可行性。但他随后可以从这一水平往下调整，直到找到适合自己的替代行为。也许他能和两个陌生人交谈，或者打电话给朋友看看能不能一块做些事。考虑最极端的相反面可以帮助你开始头脑风暴的过程。

截至目前，识别一些典型的情绪性行为，并努力发展替代行为，应该对你有一定的帮助。你可以使用本章末尾的"工作表 9.1：**情绪性行为清单**"来记录你在生活中使用的情绪性行为。如果你觉得此时识别所有的情绪性行为很难也不要紧——这个工作表是为了便于你进行头脑风暴而设计的。接下来，请使用本章末尾的"工作表 9.2：**应对情绪性行为**"，为你识别出来的情绪性行为找出替代行为。你可以在接下来的一周都做这个练习。但现在只需关注你想要在本治疗项目中改变的行为，然后找出你认为从长远来看对你更有帮助的明确的替代行为。有关两个工作表的示例，请参见附录 B。

治疗目标进展记录

请在下面的空白处反思"应对情绪性行为"的练习是如何让你更接近在第四章设定的目标的。同时记录你在达成目标方面取得的进展。

小结

　　本章详细探讨了情绪性行为——我们为了管理强烈情绪而做出的行为。情绪性行为可用来快速降低情绪体验的强度（情绪驱动行为），或者是防止体验痛苦的情绪（明显的回避、细微的行为回避、认知回避和安全信号）。这些策略往往会在短期内减轻痛苦，从长远来看却会让事情变得更糟糕（比如，拒绝参加必须做报告的会议只能使你在那一刻感到轻松，但随后将让你在老板那里陷入麻烦）。然而，正因为它们可以减轻痛苦（哪怕只有片刻），我们依然很可能在下一次遇到不舒服的情绪时，继续使用这些行为。此外，使用情绪性行为固化了自己无法处理特定情境的信念，这使我们在未来更加依赖这些情绪性行为。我们还学习了通过使用替代行为来改变无益的情绪性行为，比如贴近并体验你常常回避的某种情绪，能使情绪强度发生变化，进而打破恶性循环。这还可以增强你对于应对这种情境／情绪的自信。

家庭作业

■ 请使用"工作表 9.1：**情绪性行为清单**"，识别你所使用的情绪性行为。

■ 请使用"工作表 9.2：**应对情绪性行为**"，思考应对强烈情绪的新行为反应。你可以多复印一些工作表，以便有更多的空间填写。

■ 请继续使用"工作表 3.1：**焦虑量表**"和"工作表 3.2：**抑郁量表**"（以及你可能也在使用的"工作表 3.3：**其他情绪量表**"和"工作表 3.4：**积极情绪量表**"），来持续监测你每周的情绪体验。

■ 请继续使用"工作表 3.5：**进展记录**"来记录**焦虑量表**和**抑郁量表**（以及**其他情绪量表**和**积极情绪量表**）的总分。

自测练习

请回答下列问题，并在所选的正确或错误选项上打钩。答案见附录 A。

1. 每一种情绪都有与之相关的情绪性行为。

　□正确　　　□错误

2. 所有的情绪性行为都是不好的。

　□正确　　　□错误

3. 情绪性行为的例子包括明显的回避、细微的行为回避、认知回避和情绪驱动行为。

　□正确　　　□错误

4. 应对情绪性行为的方式之一是靠近你常常回避的情境。

　□正确　　　□错误

工作表 9.1: 情绪性行为清单

本工作表的目的是帮助你识别你用于管理情绪的情绪性行为。在治疗的后期，我们将回到这个清单上，届时，我们会请你面对你一直在回避的情境的情绪，因为那些情境和活动可能会让你产生强烈的情绪。如果你无法确定自己使用的策略该放在哪一列，也没关系。最重要的是你开始记录自己使用的各种情绪性行为了。

明显的回避	细微的行为回避	认知回避	安全信号	情绪驱动行为

工作表 9.2：应对情绪性行为

　　本工作表可以帮助你思考你想改变的情绪性行为的替代行为。第一列用来识别会引起强烈情绪的情境。第二列用来记录在此情境下常出现的情绪。第三列用来记录常使用的情绪性行为。最后，借助后两列对替代行为进行头脑风暴，并思考采取新行为的短期和长期结果。

情境 / 诱因	情绪	情绪性行为	替代行为	替代行为的结果
				短期结果 长期结果
				短期结果 长期结果
				短期结果 长期结果

第十章 　理解并直面身体感觉

目标

- 了解与强烈情绪相关的身体感觉。
- 理解身体感觉是如何影响情绪体验的。
- 借助身体练习直面不舒服的身体感觉。

回顾家庭作业

在阅读本章之前，让我们先一起复习第九章的家庭作业。你是否完成了上周的焦虑量表和抑郁量表（还有你决定填写的**其他情绪量表和积极情绪量表**）？你是否把各量表总分都登记在"工作表 3.5：**进展记录**"上了？上一周，你是否使用了任何替代行为？你注意到改变行为对情绪体验有什么影响了吗？你有没有找到什么机会用上在前面章节中提到的技术，比如，锚定当下或认知灵活化？最好能坚持使用本书每一章的技术，使它们共同作用于情绪体验的各个方面。如果你没有完成家庭作业，请提醒自己，练习对治疗过程来说是非常关键的。完成作业可以让你监测自己的进步，帮助你更快地好起来。

核心概念

在房子三楼的最后一个房间里，我们开始探索身体感觉在情绪体验中扮演的角色（见图 10.1）。身体感觉指的是你在体验到强烈情绪时，所感受到的任何躯体症状（比如，心跳加速、出汗、恶心）。回顾你在第五章学习理解情绪时所填写的"工作表 5.1：**情绪的三成分模型**"。思考一下，"身体感觉"这一成分在整个情绪体验中扮演着什么样的角色？就像我们在某一情境中想了什么和做了什么会影响自身的情绪体验一样，我们的身体感觉也会影响情绪体验。实际上，烦人的身体感觉往往是导致人们想要回避情绪的重要因素之一。不过，正如你将在本章学到的，试图摆脱身体感觉并不会真正起效——随着时间的推移，你的躯体症状只会变得越来越多。解决的办法是让自己切实地适应越来越多的身体感觉。通过练习，你能慢慢习惯情绪给你带来的身

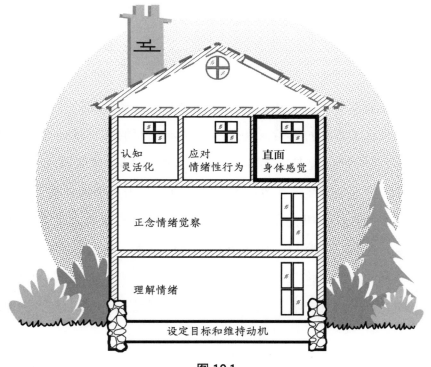

图 10.1

体感觉，从而提高对它们的掌控感。

为什么身体感觉对于情绪体验如此重要？

到目前为止，我们已经关注了情绪体验的两个成分——想法与行为。正如第五章所述，我们还有一个成分亟待探索——身体感觉。绝大多数情绪都伴随着身体感觉。比如，焦虑情绪会伴随着心跳加速、呼吸急促、头晕或晕眩、肌肉紧张、胸闷和出汗等症状。低落或抑郁的情绪伴随着极度的疲惫、哽噎感或是四肢发沉的症状。愤怒的情绪可能引发肌肉紧张和发热感。内疚或羞耻可能引发腹部不适或者脸红。这些躯体反应是情绪的正常组成部分——它们提醒我们，自身的情绪在试图传达什么样的信息，并促使我们采取行动。

身体感觉以多种方式提高了情绪体验的强度。首先，它们会让你觉得自己无法应对面前的情境。比如，当你感到全身紧绷的时候，你可能觉得自己无法完成工作；当你喘不过气的时候，你可能永远都进行不了一次演讲。其次，强烈的身体感觉会让你感觉糟糕的事情即将发生。例如，有些人担忧心跳加速肯定会诱发全面的惊恐发作。还有些人会担心自己的躯体反应被他人觉察到了—— 一旦自己脸红或出汗，别人就看得出自己紧张了。一些人会认为当自己生气时，如果感到肌肉发紧或身体发热，就更可能失控。另一些人把腹部不适视为他们恐惧的事——心爱的人可能发生意外——将会成真的征兆；而当伴随着恶心感时，相信想法会成真的感觉就变得更强了。

既然身体感觉会提高情绪强度，难怪它们能进一步引发上一章讨论的回避情绪的冲动。但请记住，试图逃避强烈的情绪从长远来看往往会适得其反。对于身体感觉来说，也是一样的道理。如果你尝试回避体验某种身体感觉（或者可能引发这些身体感觉的情境），它们就会随着时间的推移而变得更难以承受。同样地，这是因为回避强化了你觉得自己无法应对的想法。

环境影响我们对身体感觉的解读

身体感觉出现时的环境背景对我们如何解读它们非常关键。为了说明这一点，让我们以孩子在游乐场上玩乐为例。当一个孩子滑下滑梯时，他的胃会有下坠感，落到滑梯底部时可能头晕。玩旋转木马又会如何？旋转木马的唯一目的就是让孩子头晕——头晕到他们下来时都站不起来（若你是孩子，这会是"最棒的"体验）。如果玩抓人游戏呢？这可能会带来心跳加速、出汗和呼吸短促的感觉——因为他们在不停地跑来跑去。当游乐场的孩子身上出现了这些身体感觉时，它们会被看作"很棒的感受"——这是孩子们主动引发并想去体验的！

再想想看：同样是这些身体感觉，但当它们出现在不同的环境背景下时，就可能令人感到恐慌和充满威胁——比如，已经是成人的你进行公开演讲，或是去让你害怕的地方。这意味着身体感觉本身不是问题——相反，是你的解读使它们变得如此可怕和令人不适。人们会把这些身体感觉作为坏事将要发生的证据。因此，如果你经历过惊恐发作，你就可能把心跳加速当作惊恐发作的前兆。或者，如果你是一个在社交场合容易紧张的人，你就可能认为身体发热的感觉和出汗意味着别人可以看到你的焦虑，并因此评判你。所以，环境背景影响了你对身体感觉的解读。身体感觉本身并不一定是不好的或者有威胁性的，正如前面提到的，它是情绪体验中一个正常的不可或缺的成分。反而是你对身体感觉的解读才让它们看起来不好。

直面身体感觉能对它们更耐受

有一个好消息：你对身体感觉的解读是可以改变的。事实上，随着时间的推移，你会越来越适应这些身体感觉。为了达到这样的效果，我们将通过身体练习来引发与你体验到强烈情绪时几乎一样的身体感觉。我们会请你一遍又一遍地练习体验这些身体感觉，并避免做任何让感受减弱的尝试。就像在第七章练习的非评判的、聚焦当下的觉察，你将练习使用同样的正念情绪觉察技术，来不加评判地观察你的身体感觉。

这样做有如下原因。

- 第一，这是为了让你体会到，在可能的任何解读之外，身体感觉本身是怎么样的。通常，当人们不加评判地探索这些身体感觉，并专注于当前的实际感觉（而不是猜测他们未来可能的感觉）时，这些身体感觉似乎并不那么糟糕。
- 第二，通过反复引发这些身体感觉，你将认识到，即便不做任何事去控制它们，自己也有足够的能力去应对。
- 第三，你越是多练习体验这些身体感觉，就越能习惯它们，直到你感觉它们的出现稀松平常——乃至于乏味！

我们考虑的是，当这些身体感觉在现实世界伴随着强烈情绪出现时，你会知道它们是安全的、可耐受的，哪怕它们让你很不舒服。这样，在情绪体验中的身体感觉将不再让你觉得雪上加霜。你可以把本章的练习当作接种疫苗。为了让你的身体明白如何应对疾病，你的免疫系统必须先接触到其中的一部分。这便是疫苗的含义——你的身体需要练习如何应对小剂量的疾病。这些练习的工作原理是相似的：通过把自己暴露在不舒服的身体感觉中，你就能发现原来自己可以应对这些；等它们再次忽然出现时，你就会更容易耐受。

如果不去刻意关注身体感觉，它们也不会真的困扰你

有些人并不会被情绪所伴随的身体感觉困扰，他们可能甚至难以描述任何身体感觉。即便在体验强烈情绪时，你并没有觉察到任何身体感觉，它们仍会改变情绪体验的强度。你可以把身体感觉看作在引发情绪的情境中怎么想和怎么做的铺垫。如果你很平静，就不太可能落入思维陷阱；但如果你在同一情境中感到颤抖、沉重或者焦虑不安，想法就可能完全不一样了。此外，身体感觉也会让你有紧迫感，促使你做出迅速摆脱情绪的行为。因此重要的是，就像应对想法和行为那样，以一种正念（非评判和聚焦当下）的方式觉察自己的身体感觉。

诱发身体感觉

如前所述，我们设计了一些身体练习，目的是诱发与你在体验强烈情绪时相一致的身体感觉。你的第一个任务是找出哪一个身体练习所诱发的身体感觉与你在焦虑、悲伤、愤怒等情绪中的身体感觉最相似。最好的练习是那些与你的情绪所诱发的身体感觉最相似的、至少让你有点痛苦的练习。需要注意的是，这里列出的练习对大多数人来说都是安全的；然而，其中一些可能不适合患有某些疾病的人（例如，不建议哮喘患者使用过度通气，不建议完成膝盖手术的人做原地跑步）。幸运的是，几乎每个人都能找到至少一种安全且有用的练习（例如，哮喘患者一般可以使用细吸管呼吸）。如果你对这些练习有疑问，请在尝试之前征询心理治疗师或医生的意见。

"工作表 10.1：**身体感觉诱发练习**"列举的 4 项练习通常能引发与强烈情绪相关的身体感觉。在完成这些练习时，需要一块秒表或计时器以及一根细吸管（咖啡吸管也可以）。请试着在每一项练习中都坚持 60 秒。在每项练习

之后，请使用**身体感觉诱发表**（在"工作表 10.1：**身体感觉诱发练习**"的下方）记录你体验到的身体感觉。你还需要对在练习过程中感受到的痛苦程度进行 0—10 分的评分（0 = 没有痛苦，5 = 中等强度的痛苦，10 = 极其痛苦）。最后，你还需要对练习引起的症状与你在强烈情绪中感受到的症状的相似程度进行 0—10 分的评分（0 = 完全不同，5 = 中等程度的相似，10 = 极其相似）。请等到症状几乎完全消退后，再尝试下一项练习。你可以在工作表的空白处，发挥创造力，设计自己的附加练习。

　　在完成这些练习的过程中，留意想法是如何影响情绪强度的，同时也要留意你在练习过程中的行为反应。你是放松地靠着椅背坐着吗？还是坐在椅子的前端并紧握扶手？你在动来动去吗？留意不同的想法和行为是如何影响你在完成这些练习时所体验到的身体感觉强度的。

工作表 10.1：身体感觉诱发练习

1. **过度通气。** 就像在吹气球一样，用嘴快速、用力地深呼吸。这个练习可能引起头晕目眩和不真实的感觉。
2. **使用细吸管呼吸。** 用一根细吸管或者咖啡吸管呼吸，同时堵住鼻子。确保你只能通过细吸管吸入空气，而不是从细吸管之外呼吸。这个练习会让你感觉难以获取足够的空气，目的是引发焦虑。坚持做 1 分钟，就能达到最佳的效果。
3. **快速转圈。** 站起身来，快速地转圈（大约每 3 秒转一圈）。你可以睁着或闭着眼睛完成这个练习。你也可以坐在可以旋转的椅子上完成。当你选择站着完成练习时，尽量考虑在椅子或沙发附近做，以方便坐下。这个练习的目的是引起眩晕、头重脚轻和方向错乱的感觉。
4. **原地跑步。** 在原地跑步的同时尽你所能地抬高膝盖。这项练习旨在引起心率加快、呼吸急促、脸颊发红和体温升高的感觉。

身体感觉诱发表

步骤	体验的症状	痛苦程度	相似程度
过度通气 （60 秒）			
使用细吸管 呼吸（60 秒）			
快速转圈 （60 秒）			
原地跑步 （60 秒）			
其他： （_____秒）			
其他： （_____秒）			
其他： （_____秒）			

完成练习后，请在所引发的痛苦程度和相似程度在 5 分以上的练习旁边画一颗星。如果这些练习都不能引发相似且同样痛苦的身体感觉，就再做一次——这次要坚持整整 2 分钟。或者，你可以尝试将两项练习结合起来，比如你可以坐在椅子上旋转 1 分钟，然后用细吸管呼吸 1 分钟。最后，你也可以设计一些练习来重现你在强烈情绪中的身体感觉。每项练习至少坚持 60 秒，并将你的体验记录在**身体感觉诱发表**的"其他"部分（在"工作表 10.1：**身体感觉诱发练习**"的下方）。

其他可尝试的身体练习

- 可提升心率的身体练习：深蹲，俯卧撑，上下跑楼梯
- 可造成发热感和出汗的身体练习：波比跳（先做一个俯卧撑，然后双脚跳至两手之间，随后跳着站起身；再把双手放回脚边，跳跃回到俯卧撑的姿势；如此反复），穿着厚重的外套坐在取暖器前
- 可引发头晕的身体练习：把头左右摇晃；坐下来并把头放在两腿之间，再迅速抬头
- 可引发方向错乱感的身体练习：面对镜子，从几厘米远的位置看自己的脸；盯着一盏明亮的灯或图案（例如百叶窗），再突然看向别处
- 可引发颤抖感的身体练习：拿着书或杠铃直直地保持在身体两侧，直到手臂开始抖动；保持平板支撑的姿势，直到身体开始抖动
- 可引发沉重或疲惫感的身体练习：在手腕、脚踝处戴上负重器或背很重的包，并进行 5 分钟的日常活动
- 可引发恶心或饱腹感的身体练习：喝大量水，把腰带系得很紧

反复直面身体感觉

一旦你找到了一个或几个可以重现与强烈情绪相关的身体感觉的练习，下一步就是一遍又一遍地完成这些练习，每次至少坚持 60 秒。你可以借助"工作表 10.2：**身体感觉训练**"来完成。经过多次训练后，你会发现，当你对这些感觉越来越熟悉时，你的身体感觉会没那么痛苦。相关示例请参见附录 B，来了解如何填写该工作表。

记住，这些练习的重点是带来身体上的感觉，所以一定要"脚踏实地"地投入练习。对情绪驱动行为进行三心二意的练习或"缩手缩脚"的练习不会有帮助——事实上，这只会让你感觉练习很可怕！相反，若能纯粹地观察你的身体感觉随时间的推移是如何演变的，你终会发现，哪怕你没做任何事让它们消失，它们也会自然而然地消退或变得不那么令人痛苦。

在做每一项练习前，先想一想是什么让你感到焦虑或痛苦的。做这些练习时的常见困难是人们对于诱发身体感觉结果的担忧，因为这是他们以往惯常回避的。比如，有些人担心，一旦自己有意识地诱发身体感觉，就会晕倒、发疯，或者出现全面的惊恐发作。请思考一下你会担心什么结果。然后，在完成练习时，看看所担心的事情是否真的发生了。在多次完成练习后，试着重新评估在有强烈身体感觉时，你预期会发生什么事。可以借助认知灵活化技术来生成新的、灵活的对身体感觉的思维模式。比如，一开始你可能有"如果我刻意过度通气，就会晕倒"的想法，在重复尝试这项练习后，你可能会产生一个替代想法，即"刻意做过度通气会令人感到焦虑，但我不太可能晕倒"。

请重复做这些练习，不要休息——只在需要在"工作表 10.2：**身体感觉训练**"上打分时，做必要的暂停。坚持完成这些练习，直到你最初担心的消极结果不再能困扰你。你的痛苦程度评分也会随着反复练习而减弱。另一条经验之谈则是建议连续地做一个练习，直到你的痛苦程度评分降到

3 分或以下。你在首次尝试这些练习的时候很难做到这一点，所以请改天多加练习。

当你感觉这些练习并不令人痛苦时，该怎么办？

为了让你充分受益于这些练习，请确保每次练习做足 1 分钟，如果你没有明显的痛苦感，可以做得更久。在体验到强烈的身体感觉前，你可能有想停下来的冲动，因为练习过程让你很不舒服，而这正是坚持练习的重要时机。在感到不舒服时坚持下去，会让你明白你有能力应对此前一直在回避的身体感觉。如果你的痛苦程度评分从来没有超过 3 分，就想方设法地增加练习的难度。可以把两项练习结合起来，在他人面前练习，或者在你已经感到焦虑或不安的时候练习。

有些人在"安全"的环境下完成这些练习时不会感到痛苦，比如在家里或在朋友、家人身边。在这种情况下，就可以试着在独自一人时练习，或到室外练习，或在你准备出门之前练习。即使没在任何一项练习中体验到痛苦，一些人仍发现利用这个机会练习正念情绪觉察技术是很有帮助的。在完成练习的过程中，请练习观察身体感觉的变化，并不加评判地标记这些变化（如"我注意到心跳加速了"）。你也可以练习留意自己在这个过程中产生的想法，它们可能是随着你的身体感觉的变化而出现的（如"我担心，如果一直用这根吸管呼吸，我将会缺氧"）。同时，练习留意你的行为或冲动，同样不加评判地记下它们（如"我一直在看时钟"或者"我注意到自己有停止练习的冲动"）。

<table>
<tr><td colspan="1" align="center">治疗目标进展记录</td></tr>
</table>

治疗目标进展记录
请在下面的空白处反思"直面身体感觉"的练习是如何让你更接近在第四章设定的目标的。同时记录你在达成目标方面取得的进展。

小结

　　本章探讨了身体感觉在情绪中的作用。我们强调了身体感觉往往是情绪不适的一个重要成分，你对身体感觉的解读决定了它们的痛苦程度。正如回避情绪会让它们持续存在一样，回避身体感觉只会让你持续体验痛苦。解决的办法是多多练习，体验那些让你最痛苦的身体感觉，且不做任何控制或摆脱它们的尝试。通过反复体验这些身体感觉，你会开始习惯它们的存在，并最终发现它们并不那么痛苦（甚至会觉得它们挺乏味的）。

　　现在，你掌握了贴近、接受和耐受不舒服的情绪体验的全部核心技术。你已经学习了如何观察自己的情绪，如何更加灵活地思考，如何应对情绪性行为，现在你还习惯了不舒服的身体感觉。下一章会将这些技术结合在一起，你将有机会把它们应用到实际生活中。

家庭作业

- 请坚持每天完成身体练习，并使用"工作表 10.2：**身体感觉训练**"来记录你的进展。如果需要，你可以复印这份工作表。

- 请继续使用"工作表 3.1：**焦虑量表**"和"工作表 3.2：**抑郁量表**"（以及你可能也在使用的"工作表 3.3：**其他情绪量表**"和"工作表 3.4：**积极情绪量表**"），来持续监测你每周的情绪体验。

- 请继续使用"工作表 3.5：**进展记录**"来记录**焦虑量表**和**抑郁量表**（以及**其他情绪量表**和**积极情绪量表**）的总分。

自测练习

请回答下列问题，并在所选的正确或错误选项上打钩。答案见附录 A。

1. 身体感觉可能让你觉得自己的情绪或引发情绪的情境比实际情况更有威胁性。

　□正确　　□错误

2. 意识到我们在情绪体验中的身体感觉是很重要的，与认识到我们想了什么和做了什么一样重要。

　□正确　　□错误

3. 当你在情绪体验中体验到身体感觉时，应该尽量降低身体感觉的强度，这样你就可以控制自己的情绪了。

　□正确　　□错误

4. 反复直面身体感觉可以帮助你认识到它们并不危险，它们会自行减弱。

　□正确　　□错误

工作表10.2：身体感觉训练

　　请使用本工作表记录你所完成的练习，选择痛苦程度最高以及与你体验到强烈情绪时相似程度最高的身体练习（例如，当你感受到焦虑、沮丧等情绪时，你所产生的身体感觉）。

"试次"是指你做了多少次练习；"痛苦程度"是指用0—10分评定你在练习后的痛苦程度（0＝没有痛苦，10＝极其痛苦）；"相似程度"是指你练习后的感觉与自己情绪强烈时的身体感觉的相似程度。

每项练习至少连续重复五次。

练习：＿＿＿＿＿＿＿

试次	痛苦程度	相似程度
1.		
2.		
3.		
4.		
5.		

练习：＿＿＿＿＿＿＿

试次	痛苦程度	相似程度
1.		
2.		
3.		
4.		
5.		

练习：＿＿＿＿＿＿＿

试次	痛苦程度	相似程度
1.		
2.		
3.		
4.		
5.		

练习：＿＿＿＿＿＿＿

试次	痛苦程度	相似程度
1.		
2.		
3.		
4.		
5.		

练习：＿＿＿＿＿＿＿

试次	痛苦程度	相似程度
1.		
2.		
3.		
4.		
5.		

练习：＿＿＿＿＿＿＿

试次	痛苦程度	相似程度
1.		
2.		
3.		
4.		
5.		

第十一章

付诸实践：情绪暴露

目标

- 了解情绪暴露的目的。
- 学习怎样设计有效的情绪暴露练习。
- 建立情绪暴露等级。
- 通过情绪暴露来重复练习直面强烈的情绪。

回顾家庭作业

你是否完成了上周的焦虑量表和抑郁量表（还有你决定填写的其他情绪量表和积极情绪量表）？你是否把各量表总分都登记在"工作表 3.5：进展记录"上了？你是否注意到了自己在情绪反应上有任何变化？在上一章，你练习体验了对你来说最为痛苦的身体感觉。你是否反复完成了这些练习？如果没有，我们建议你在接下来的几天中完成它们。反复做这些练习很重要，这样你才能更习惯使用它们。

核心概念

本章的重点在于练习情绪暴露。在治疗项目的这一部分，你将会开始处理引发不适情绪的具体情境和活动。有两个重要的原因可以说明为什么需要完成情绪暴露。首先，直面情绪是最直接地检验你关于情绪（和引发情绪的事件）的消极信念的方法，看看实际上会发生什么。如果你避免参加社交聚会的原因是你认为找不到互动的话题，那么暴露便是验证这个信念的方法。其次，情绪暴露为你提供了一个将所学技术付诸实践的机会，并从中收获信心，相信自己能够耐受任何可能出现的强烈情绪。刻意地引发强烈情绪也许听起来很可怕，但你可以按照自己的节奏，一步一步地完成。这正是本治疗项目的最高点，所有的精华都汇聚于此，所以我们把它放在房子的阁楼（见图 11.1 ）。在治疗的最后一部分，承诺付出时间和努力是非常重要的，因为抓

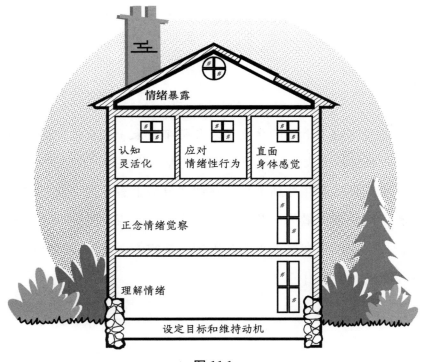

图 11.1

住这一机会，你将发生最大的改变。

对情绪暴露的介绍

到目前为止，你已经在本治疗项目中学会了使用正念情绪觉察技术来关注情绪的三个成分。你也学会了应对每一个成分的技术——认知灵活化（应对想法）、应对情绪性行为（应对行为）和直面身体感觉（应对身体感觉）。治疗项目的下一阶段是建立在你一直努力练习这些技术的基础上的最重要一步。在情绪暴露的过程中，我们会让你反复面对能引发强烈情绪的情境或活动。这提供了一个在最重要的情境下——当你真正体验着某个强烈情绪的时候——练习所学技术的机会。可以这样理解：你能想象只通过读书或是让别人告诉你怎么做，就学会骑自行车吗？这是很难实现的。除非你把上述内容都运用在骑车实践上，否则你永远无法真正学会骑自行车。因此，你必须练习此前讲到的应对强烈情绪的技术，这样才能真正学会使用它们。

在本治疗项目中，让你"骑上自行车"的方式就是情绪暴露。正如此前讨论过的，情绪暴露的练习将由你自己来专门设计，目的是诱发此前一直回避的强烈情绪反应。我们已经为你提供了直面情绪所需要的全部技术，你只需要提供最后一个部分——走出舒适圈的意愿。

除了提供了一种有价值的方式来帮助你练习你一直在学习的技术外，情绪暴露还能让你直面自己对情绪的消极反应。为了评估你对情绪的任一消极信念（例如，它们会永远持续下去，你会失控），你需要真正面对它们，看看究竟会发生什么。比如，如果你担心自己会因为一次惊恐发作而发疯，选择回避了所有可能引发惊恐的情境，就永远看不到自己担心的结果其实并不会发生，并将一直坚信自己在恐慌时会做出失控的事。相似地，如果你总是在出门前检查炉子，因为你认为如果不这样做，就会整天担心房子被烧毁，那么你将无法检验这种持续整日的担忧是否真的会出现（或者你的房子是否真的被烧毁了）。情绪暴露可以帮助你检验对这些情绪的信念。

直面强烈的情绪能让我们学到以下方面。

1. 你所感受到的任何不舒服的情绪都是暂时的。即使不做任何回避，消极情绪最终也会慢慢消退。
2. 你比自己想象的更有能力应对消极情绪。
3. 即便是在体验强烈情绪的时候，你也能完成至关重要的任务和活动。

情绪暴露的类型

完成情绪暴露的方式有不同类型。实际上，任何能引发强烈情绪的情境或活动都能让你练习所学的技术，并帮助你检验对情绪的信念。请记住，情绪暴露的有效性取决于完成的人——你需要直面会引发你的强烈情绪的情境。接下来，我们会介绍不同类型的情绪暴露练习。

情境性情绪暴露

顾名思义，情境性情绪暴露是指进入会引发强烈情绪的情境。根据你的症状，这些情境可能包括：重游一段创伤经历的发生地，将自己关在封闭空间里一段时间，或者与陌生人交谈。还可以包括：犯一次错误，哪怕没有动力也开始做一项任务，触摸肮脏的东西，或是发表演讲。你也可以面对会引发积极情绪的情境，比如和朋友聚会或者参加体育锻炼。如果你一直回避积极情绪，那么把自己暴露在会引发积极情绪的情境中是至关重要的。你回避的原因是担心在积极情绪消退后会感觉更糟糕，或者是为你体验的积极情绪并没有预想的那么强烈而感到痛苦。回顾第九章中的"**工作表 9.1：情绪性行为清单**"，来帮助你想出一些情境性情绪暴露。

想象性情绪暴露

你也可以通过想象痛苦的情境来进行情绪暴露。想象性情绪暴露在以下三种情况下尤为有效。

1. 反复完成情境性情绪暴露存在现实的困难（例如，多次乘坐飞机）。
2. 发现自己光是想到一个特定的议题（比如，某些记忆、担忧），就会引发情绪失控。
3. 认为自己想到了什么就可能发生什么（比如，想到心爱的人发生意外）。

最好在安静的环境中闭上双眼进行想象性情绪暴露。然后，请你尽可能详细地想象这个情境（记忆或对未来的恐惧）。同时留意暴露过程中的任何想法或身体感觉。有时候，先把情境写出来，再录下自己阅读的声音，从而更专注于尽可能清晰地想象这个情境是很有帮助的。请记住，练习的目标依然是引发强烈的情绪，所以在想象情境时，要试着充分体验所发生的一切。

身体感觉性情绪暴露

你也可以选择继续尝试在上一章学的身体感觉暴露，即身体练习。你可以在情境性情绪暴露和想象性情绪暴露中加入能引发身体感觉的练习，以确认自己是否真的可以耐受情绪。举个例子，假如你对参加团体活动感到紧张，可以试着先原地小跑来提高心率，然后在工作会议上发言。

练习情绪暴露

你可能在开始尝试情绪暴露前感到有些紧张。这是十分正常的，因为你要面对可能被你长时间回避的情境。我们明白，情绪暴露是困难的，所以请从建立"情绪暴露等级"（见工作表 11.1）慢慢开始。情绪暴露等级指的是你即将面对的情境／活动的清单，根据它们所引发的痛苦和回避的程度进行评级。然后你可以每次完成一个任务。你不需要按照从最容易到最困难的顺序逐级完成任务——实际上，我们建议你打乱顺序。请记住，这些练习的目的是引发强烈的不适感。试着从至少中等强度的情绪暴露开始吧。此外，如果有机会完成一件你本打算晚些时候才完成的任务，那就去吧！比如，即使参加聚会是你在练习完其他社交活动之后才准备做的事，也请你尽力参加你受邀的任何聚会。有关"工作表 11.1：情绪暴露等级"的示例，请参见附录 B。

建立情绪暴露等级的小贴士

- 如果可能，尝试计划在各种情境中（比如，在家里、工作中、公众场合中、独自一人时、和他人共处时）进行暴露。这可以帮助你巩固所学的应对情绪的技术。

- 尝试在一个任务中组合多种情绪暴露。比如，如果焦躁紧张感以及与陌生人交谈都让你焦虑，那么你可以尝试喝一大杯咖啡，然后对一位新同事做自我介绍。不过，在尝试类似的组合暴露前，先练习组合中的每一个成分会有帮助——先习惯了喝咖啡后产生的焦躁紧张感，也练习了和陌生人交谈，然后把两者组合起来。

- 你可以建立超过八级的暴露等级，也可以在完成最初建立的暴露等级后，建立新的暴露等级。你可以复印"工作表 11.1：情绪暴露等级"。

请使用本章末尾的"工作表 11.2：情绪暴露练习记录"。同样地，当你想要每做一个暴露就使用一张表来记录时，复印多份工作表可能有帮助。这个工作表将带你了解如何在完成这些暴露的同时，使用本治疗项目教授的全部技术。你能借助呼吸把自己锚定在当下吗？你能快速完成对想法、身体感觉和行为的三点检查吗？尝试仅仅为情绪命名，而不试图改变它们。你能识别自动思维吗？试着对暴露后可能发生的事情做出预测（这样你就能知道它是否会成为现实）。你有没有注意到任何想要回避的冲动？你能用替代行动取代回避行为吗？请你在完成每一次暴露后，反思学到的东西。有关"工作表 11.2：情绪暴露练习记录"的两个示例，请参见附录 B。

关于情绪暴露需要记住的几个关键点

1. **练习，练习，练习！**你应该尝试在一周内安排多次暴露。练习的次数越多越好。面对同一个情境，你可能需要多次练习才能开始感觉更自在。毕竟，你需要与既往经验对抗，去面对从前一直回避的情境——所以自然需要一段时间来养成直面这些情境的习惯，并能慢慢在这么做时感到轻松。

2. **你可能遭遇挫折**。有时，在做暴露的过程中，你可能觉得体验到的情绪太过痛苦而提前停止了暴露。不要因此灰心丧气——自我关爱永远是关键。你已经很习惯于回避情绪了，打破这个行为模式需要一些时间。如果你从情境中逃离，可以给自己一点时间休整，再回来重新尝试。如果你需要选择低一个等级的暴露练习，或者进行调整以使暴露过程更容易，都是可以的。

   在完成暴露的过程中，你所担心的事情确实有可能发生——经历惊恐发作、在社交场合感到非常尴尬，等等。我们不认为这是坏事。实

际上，偶尔经历一次不如意的暴露体验，会给你带来更长远、更持久的
进步。

3. **把情绪暴露安排进你的日程。**由于暴露有时不好安排，且设计好的暴露
会引发不适的情绪，所以人们常常推迟情绪暴露计划。将完成暴露的时
间安排写进生活或工作的日程里，是帮助你完成这些练习的好方法。

4. **避免回避。**在完成情绪暴露的过程中，试着与情绪建立联结并"避免回
避"是非常重要的。对你有帮助的做法是提前想想你最有可能做出什么
情绪性行为，并计划可以做什么来代替情绪性行为。就连你对这项任务
的态度也可能很重要。你是不是心存抗拒、心惊胆战地进行着情绪暴露，
并在心里祈祷早些结束？抑或带着勇气与接纳的心态迎接痛苦的到来？
请把每一次暴露都当作一次机会，可以让你体会情绪并不像以前所想的
那样不舒服或有问题。

特别提醒

这里有一个关于动机的提醒：第四章探讨了维持动机以完成本治疗项目的重要
性。开始尝试情绪暴露，意味着你正处于本治疗项目的最后冲刺阶段，坚强地坚持
到底是非常重要的。同时也需要记住，情绪暴露确实很难完成——让你面对的是你
可能已经回避了很长时间的情境、活动和记忆。如果你对开始做这些练习有复杂的
感受，请回到第四章，找出你填写过的"工作表4.2：**决策权衡**"。你可以借此提醒
自己最初选择本治疗项目的所有原因，以及做出改变的收益是超过成本的（例如，
直面你的情绪）。请复习自己选择改变的原因来激励你完成这些练习。

治疗目标进展记录

请在下面的空白处反思"情绪暴露"的练习是如何让你更接近在第四章设定的目标的。同时记录你在达成目标方面取得的进展。

小结

你在本章练习了在本治疗项目中所学的全部技术，并将它们应用到实际的生活情境中。这是学习任何新技术的最好的方式。最好的方式往往是在实践中学习，而情绪暴露让你切实地做到了这一点。

家庭作业

- 请整理出你的**情绪暴露等级**（工作表 11.1）。列出至少八种能引发痛苦情绪的情境。选择那些能帮助你达成治疗目标的情境。
- 练习进行情绪暴露。请在"工作表 11.2：**情绪暴露练习记录**"中追踪你的经历。

■ 请继续使用"工作表 3.1：**焦虑量表**"和"工作表 3.2：**抑郁量表**"（以及你可能也在使用的"工作表 3.3：**其他情绪量表**"和"工作表 3.4：**积极情绪量表**"），来持续监测你每周的情绪体验。

■ 请继续使用"工作表 3.5：**进展记录**"来记录焦虑量表和抑郁量表（以及**其他情绪量表和积极情绪量表**）的总分。

自测练习

请回答下列问题，并在所选的正确或错误选项上打钩。答案见附录 A。

1. 情绪暴露是专门为了引发强烈情绪反应而设计的练习。

□正确　　　□错误

2. 有关情绪的消极自动思维不太可能因为情绪暴露而改变。

□正确　　　□错误

3. 在完成情绪暴露的过程中，最重要的是识别情绪性行为，以便在未来调整这些行为。

□正确　　　□错误

4. 在情绪暴露过程中，保持对情绪的控制，是一个逐渐、系统地过渡到引发情绪的情境中的好策略。

□正确　　　　□错误

工作表 11.1：情绪暴露等级

请描述你目前为了避免不适情绪的发生而回避的情境。把本工作表想象成一个梯子，在梯子底部是不太具有挑战性的情境，越靠近顶部则是越具挑战性的情境。请对你描述的每一种情境的回避程度及造成的痛苦程度进行等级评定，在右侧两列的空白处写下相应的数字。

不回避	犹豫不决但很少回避	有时回避	经常回避	总是回避
0		5		10
没有痛苦	轻微痛苦	明显痛苦	强烈痛苦	极其痛苦

等级	描述	回避程度	痛苦程度
一 最严重的			
二			
三			
四			
五			
六			
七			
八			

工作表 11.2：情绪暴露练习记录

日期：
暴露任务（简要描述你所选择的会引发某种情绪反应的活动）

暴露前的准备	
消极自动思维（请列出关于这次暴露的想法）	**其他解读**（有哪些关于这次暴露的更灵活的想法？）
情绪性行为（请列出可能阻止你全然体验这次情绪暴露的情绪性行为）	**替代行为**（确定能让你完全融入这次情绪暴露的其他行为）

正念情绪觉察
请记住，对暴露引发的情绪采取不加评判的接纳态度
请记住，在暴露的过程中，要始终锚定当下

暴露后的反思

你体验到了什么情绪? _____

请把你的情绪体验分解成以下三个成分

> 想法

> 身体感觉

> 行为

正念情绪觉察

你有多愿意体验你的情绪（0—10 分；0 = 完全不想，10 = 非常想）? _____

你把自己锚定在当下的效果如何（0—10 分；0 = 完全没有效果，10 = 非常成功）? _____

认知灵活化

你在暴露过程中灵活思考的效果如何（0—10 分；0 = 完全没有效果，10 = 非常成功）? _____

应对情绪性行为

你在暴露过程中使用替代行为的效果如何（0—10 分；0 = 完全没有效果，10 = 非常成功）? _____

你在这次暴露中学到了什么?

你在这个任务 / 情境中学到了什么? 你从情绪中学到了什么? 出现消极预测了吗? 你从自己应对情绪的能力中学到了什么?

你可以在下次暴露中做出什么改变? 你如何通过使用所学的技术全然贴近这些练习引发的情绪?

第十二章

药物在情绪障碍治疗中的作用

目标

- 了解治疗情绪障碍的常见药物。
- 回答有关药物的常见问题。
- 提供如何在医生的监督下停药的建议。

概览

　　药物在治疗中可以发挥重要作用，许多患有情绪障碍的个体都使用了处方药物，以帮助他们控制症状。是否服药通常是个人的选择。有些人可能认为药物是治疗症状最好的方法，而另一些人则尽可能不使用药物。做出任何有关药物的决定都需要考虑许多因素，包括你的个人需求和临床研究试验的证据。例如，在某些情况下，单独的心理治疗已经被证实比药物更有效，而在另一些情况下，同时接受药物和心理治疗的组合是最有效的。还有一个需要考虑的因素是，除非你持续服用，否则大多数药物不会长期有效。有时候，人们会发现，随着时间的推移，他们服用的药物会变得不如以前有效。另一些人则发现服药已经不再符合自身的需要，比如计划备孕的女性或产生严重副作用反应的个体。

本章的目的是帮助你为如何使用药物来达成目标做出明智的决定。我们将回顾一些最常用于治疗情绪障碍的处方药物，然后会回应一些关于药物和治疗的常见问题。如果你对停药的话题感兴趣，我们还将提供一些关于如何安全停药的一般性建议。最重要的是务必记住，你在药物计划中的任何变化，都应该在处方医生的直接监督下进行。

抗焦虑药

有许多抗焦虑药可用于帮助缓解焦虑症状。这些药物偶尔也用来治疗睡眠困扰。

什么是抗焦虑药？

苯二氮䓬类药物是最常用的抗焦虑药，也被称为镇静剂。苯二氮䓬类药物通过舒缓神经系统来发挥作用，有助于人们在情绪和身体上都感到更为放松。苯二氮䓬类药物通常用于在短期内缓解焦虑，因为它们比其他药物起效快，通常不到 1 小时，有时甚至 20 分钟就可以起效。出于这个原因，关于它们的医嘱通常是"在需要时"使用，用于治疗惊恐发作或者急性焦虑发作。

β 受体阻断药是一种传统意义上用于治疗心痛和高血压的药物，但有时也会作为治疗焦虑的处方药物。β 受体阻断药通过阻断参与战或逃反应的应激激素来发挥作用。因此，它们有助于减少焦虑的躯体症状，如心率过快、双手颤抖和出汗。由于 β 受体阻断药只对焦虑的躯体症状起效，因此它们往往是在公开演讲等特定情境下使用的处方药物。

与苯二氮䓬类药物类似，β 受体阻断药也是"按需服用"的。丁螺环酮是一种不那么常用的抗焦虑药，它需要每天服用且需要持续服用 2 周才开始起效。

　　表 12.1 展示了这些药物类型的各种例子，其中列出了这些药物的通用名，以及每种药物最常见的副作用。

表 12.1　抗焦虑药

药物类型	具体药物举例	常见副作用	适应证
苯二氮䓬类药物	劳拉西泮、地西泮、阿普唑仑、氯硝西泮	最常见的副作用是嗜睡和头晕，但一些人也会感到精神错乱、头痛、视力模糊或恶心	焦虑或失眠症状的短期治疗
β 受体阻断药	阿替洛尔、盐酸普萘洛尔	与苯二氮䓬类药物相比，β 受体阻断药的副作用较少，但有些人确实报告了感到困倦、头晕或头晕目眩	表演焦虑
其他药物	丁螺环酮	与苯二氮䓬类药物相比，副作用更少，戒断症状也不那么严重，但有些人确实报告了恶心、头晕目眩、头痛、嗜睡或头晕	广泛性焦虑障碍

人们服用抗焦虑药的反应如何？

　　与许多药物不同，苯二氮䓬类药物和 β 受体阻断药几乎可以立即缓解焦虑症状。然而，与苯二氮䓬类药物相关的副作用往往是令人不适的（见表12.1），特别是在服用剂量较大时。人们对苯二氮䓬类药物的一个主要担忧，是服药者往往会有耐药性，这意味着随着时间的推移，人们需要服用更高剂量的药物，才能获得与第一次服药时相同的效果。人们还会有生理依赖性，这意味着停止服药时会出现戒断症状。对苯二氮䓬类药物的耐药性和生理依赖性发展得很快，通常只需几个月，这意味着它们只能在短期内使用。同样重要的是，要记住苯二氮䓬类药物和酒精的结合是十分危险的，因为它们会增强彼此的效果，这可能导致意识丧失，甚至死亡。

　　β 受体阻断药不太可能导致身体依赖，因为它们通常只在表演类情境下使用。虽然 β 受体阻断药有助于缓解焦虑的躯体症状，但是它们并不会作用于心理状态。这意味着，β 受体阻断药或许能在演讲前减少出汗和心跳加速等症状，但是它们对于关于忘记内容或无法回答观众提问的焦虑想法无用。一些研究发现，与躯体症状相比，你的情绪状态对表现好坏的影响更大，还有一些研究发现，一些人在中度到重度焦虑下表现得更好。

丁螺环酮往往被认为比苯二氮䓬类药物安全，因为它的起效更慢，这意味着人们不太可能发展出耐药性或生理依赖性。研究表明，丁螺环酮是治疗广泛性焦虑的有效药物，但似乎对其他焦虑症状不太起作用。

抗抑郁药

抗抑郁药可用于治疗抑郁障碍和其他情绪障碍。对抗抑郁药的汇总可以在表12.2中查看。抗抑郁药有几种类别，包括5–羟色胺选择性重摄取抑制剂、5–羟色胺–去甲肾上腺素重摄取抑制剂、三环类和四环类抗抑郁药、单胺氧化酶抑制剂和非典型抗抑郁药。

什么是抗抑郁药？

5–羟色胺选择性重摄取抑制剂是最常用的抗抑郁药，因为它们的副作用往往比前几代抗抑郁药（单胺氧化酶抑制剂、三环类和四环类抗抑郁药）少。它通过阻断神经递质5–羟色胺的吸收来增加大脑中5–羟色胺的量，但目前仍不清楚提高5–羟色胺的水平是如何改善抑郁障碍的。5–羟色胺–去甲肾上腺素重摄取抑制剂的工作原理与5–羟色胺选择性重摄取抑制剂非常相似。它们会增加大脑中5–羟色胺和去甲肾上腺素的量。还有其他被认为是"非典型"的抗抑郁药，因为它们的化学结构与前两者都不同。

三环类和四环类抗抑郁药是第一代抗抑郁药。它们也会增加大脑中5–羟色胺和去甲肾上腺素的水平，但往往比新的抗抑郁药（如5–羟色胺选择性重

表 12.2 抗抑郁药

药物类型	具体药物举例	常见副作用	治疗范围
5-羟色胺选择性重摄取抑制剂	氟西汀、舍曲林、帕罗西汀、艾司西酞普兰、西酞普兰、氟伏沙明	据报道,最常见的副作用是体重增加、恶心和呕吐、腹泻、疲劳和性困扰(难以维持勃起或达到性高潮,性欲下降)	抑郁障碍、焦虑障碍、部分进食障碍
5-羟色胺-去甲肾上腺素重摄取抑制剂	文拉法辛、度洛西汀	与5-羟色胺选择性重摄取抑制剂相似	抑郁障碍、焦虑障碍、失眠、慢性疼痛
三环类抗抑郁药	丙米嗪、氯米帕明、地昔帕明、去甲替林、阿米替林、米氮平	常见的副作用包括便秘、嗜睡、口干、视力模糊、尿潴留、体重增加和头晕	抑郁障碍,强迫症,偶尔用于进食障碍和惊恐发作
单胺氧化酶抑制剂	反苯环丙胺、异卡波肼	最常见的副作用是口干、头晕目眩、头晕、嗜睡、失眠、恶心、便秘	抑郁障碍
非典型抗抑郁药	安非他酮	常见的副作用包括口干、失眠、烦躁、头痛、便秘、恶心、头晕目眩、耳鸣、胃痛、对性生活失去兴趣、视力问题、肌肉疼痛、出汗增多、尿频、喉咙痛	抑郁障碍、季节性情感障碍、戒烟,偶尔用于注意缺陷/多动障碍
非典型抗抑郁药	曲唑酮	常见的副作用包括肌肉疼痛、头痛、恶心、呕吐、便秘或腹泻、口干、头晕目眩或失去平衡、对性生活失去兴趣	抑郁障碍,偶尔用于失眠、精神分裂症和焦虑症状

摄取抑制剂和5-羟色胺-去甲肾上腺素重摄取抑制剂)导致更严重的副作用。单胺氧化酶抑制剂是另一种类型的第一代抗抑郁药,它可以增加大脑中5-羟色胺、去甲肾上腺素和多巴胺的水平。它需要严格的饮食限制,以防止血压达到危险水平,例如,不能吃奶酪或巧克力,也不能喝含酒精的饮料。由于这些限制和副作用,现在很少使用这种药物。

人们服用抗抑郁药的反应如何?

与抗焦虑药相比,抗抑郁药需要更长的时间才能起效,通常是4~6周。研究表明,所有的抗抑郁药都会导致类似的治疗效果。换句话说,某种类型的抗抑郁药并不见得比另一种更有效。然而，研究确实表明，抗抑郁药对中度到重度抑郁症效果最好。对于一些人来说，有必要尝试多种药物，以找到一种效果好、副作用最小的药物。另一些人则发现，他们所服用的药物只在一段时间内有效，随后症状又会卷土重来。

其他治疗情绪障碍的常见处方药物

心境稳定剂

心境稳定剂是最常用的控制双相障碍症状的药物，可防止躁狂和心境高涨的发作。有时，心境稳定剂还可用来增强抗抑郁药的效果。锂盐（碳酸锂）是最常用的心境稳定剂。它可用来控制躁狂症状，许多人在躁狂症状消退后继续服用，以防止后续发作。锂盐的常见副作用包括胃痛、体重增加、口渴加剧、尿频、口干、腹泻和轻度手颤。抗惊厥药有时也被用作心境稳定剂，如拉莫三嗪、卡马西平和奥卡西平。

抗精神病药

抗精神病药主要用于治疗精神病性症状，但也可用于治疗躁狂、焦虑障碍、进食障碍和重性抑郁障碍。治疗情绪障碍的常用抗精神病药包括喹硫平、阿立哌唑和鲁拉西酮。常见的副作用包括体重增加、嗜睡、头晕目眩、口干、恶心、呕吐和坐立不安。

其他镇静剂

我们已经讨论了苯二氮䓬类药物的使用，这是一种用于控制焦虑症状的镇静药物。还有其他类型的镇静剂被称为催眠药或"Z 类药物"，通常用于治疗失眠，包括唑吡坦、扎来普隆和右佐匹克隆。这些镇静剂能产生与苯二氮䓬类药物类似的效果，但由于它们与大脑中不同的受体结合，副作用较少，不太会导致睡眠阶段的变化。Z 类药物最常见的副作用是头痛、白天嗜睡和注意力难以集中。然而，许多研究表明，使用 Z 类药物与睡眠中的异常行为有关，如梦游和第二天注意力不集中。Z 类药物通常被认为比苯二氮䓬类药物安全，因为它们产生个体可感知的身体依赖性的风险较小，但研究表明，情况并非如此。出于这些原因，建议 Z 类药物仅用于短期治疗失眠（2 ～ 4 周）。

有关药物治疗的常见问题

药物治疗比心理治疗更有效吗?

本章的目的并不是争论药物治疗与心理治疗相比，哪个更有效。虽然有临床试验研究比较一种治疗方法与另一种治疗方法的有效性，但这些研究报告得出的结论都是某种治疗方法在平均效果上更好。因此，尽管研究人员正致力于研究如何提出更个性化的治疗建议，但我们目前仍无法确切地知道哪种治疗方法一定会对你这一个体更有效。

药物治疗有很多好处，其中一点是绝大多数药物能在相对较短的时间内开始缓解症状，而心理治疗可能需要更长的时间起效。苯二氮䓬类药物是典型的代表，它通常能在 1 小时内减轻焦虑症状。然而，药物也有弊端，比如令人不适的副作用，以及控制症状需要持续服用药物。总的来说，药物对控制情绪障碍的症状有帮助，但并不能"治愈"它们。

　　一个值得注意的例外是苯二氮䓬类药物和其他镇静剂，如果长期使用会有相关风险。这些药物只能作为应对焦虑或失眠的短期策略，对长期的症状管理并不起效。

药物能纠正大脑内化学物质的失衡吗？

　　通常认为，情绪障碍（尤其是抑郁障碍）是由大脑内的化学物质失衡引发的。尽管抗抑郁药会提升大脑中某些神经递质的浓度水平，但没有证据表明抑郁障碍是由这些神经递质的不足引起的。头痛也是如此——阿司匹林可以缓解头痛的症状，但头痛并不是由大脑内阿司匹林的失衡引起的。事实上，我们仍然不清楚抗抑郁药是如何缓解抑郁症状的。

　　抑郁障碍（及其他情绪障碍）的成因复杂，由很多因素共同导致。基因在我们罹患情绪障碍的易感性上起的作用很小，研究表明，情绪障碍易感性主要与我们解释和应对事件的方式有关。

在开始本治疗项目前，我需要停止服药吗？

　　正如第二章提到的，在开始本治疗项目前，没有停药的必要。事实上，我们不建议你在治疗开始前停止药物治疗。其中一个原因是，你在学会应对自身症状的技术前很难离开药物。一些人可能需要服药才能参加治疗会谈或有精力积极参与治疗。根据药物的类型，当你开始逐渐停药时，你可能会体验一些不舒服的暂时戒断反应，类似于焦虑的感觉。出于这些考虑，等你更有信心使用所学技术来应对不舒服的躯体症状时，再做决定也许更好。

　　使用如苯二氮䓬类药物或 β 受体阻断药这类快速起效的药物来控制焦虑的人，通常在本治疗项目结束时也停止服药了。另一些人在完成本治疗项目后决定开始逐步停止抗抑郁药治疗，还有一些人选择继续服药。

我服用的药物会干扰本治疗项目吗？

药物的使用在少数情况下可能干扰心理治疗，其中一种情况就是在情绪暴露期间使用苯二氮䓬类药物或其他快速起效的抗焦虑药。而如果你在进行暴露前服用了抗焦虑药，可能妨碍你全然体验暴露练习的益处。具体来说，研究表明，在暴露期间使用苯二氮䓬类药物的人获得的长期结果较差。换句话说，他们在治疗结束时，与没有使用苯二氮䓬类药物的个体的治疗效果相当，但这些积极的影响并不会持续较长时间。即便你只是随身携带而并没有服用抗焦虑药，也可能把暴露的有效性最小化。在暴露期间随身携带药物是一种"以防万一"的情绪驱动行为，它使你无法了解到自己的强烈情绪会自然减少。

完成本治疗项目后，我可以停止服药吗？

一些人发现，在掌握了本书教授的技术后，他们已经能够成功地控制自己的症状了，但有些人可能还想要或需要继续进行药物治疗。应对停药后的影响可能非常困难，有些人可能得多次尝试才能完全停药。对于有些疾病来说，例如双相障碍，长期服药以防复发是更为有益的。重要的是，本治疗项目的目的并不是让你终止药物治疗，而是帮助你学会更多有用的方法来应对强烈的情绪，如此一来，这些情绪就不会让你感到不堪重负及备受干扰了。

关于停止服药的建议

正如本章开头提到的，任何用药调整都应该在咨询处方医生后进行。如果你选择停药，以下是一些关于安全停药的建议。

- **循序渐进。**骤然停药可能引发严重的戒断症状，可能非常危险。苯二氮䓬类药物的停药尤其如此，因为它们会导致太过强烈的戒断症状，以至于许多人会决定再次服药以消除这些反应。你的处方医生会为你提供安全的时间安排，逐步减少你的药物用量。这个过程可能需要几个月，这取决于药物的种类和你当前使用的药物剂量，所以请保持耐心。

- **请记住，戒断症状可能与其他症状相似。**有些人把戒断症状误解为其原本症状的复发，认为有必要重新服药或增加剂量。尽管逐渐减少用药有助于将戒断症状降至最少，但你仍然可能体验到躯体症状的增加，或者是焦虑或抑郁症状的暂时增加。这是一种正常的体验，仅仅意味着你的身体正在经历一个调整期。

- **选择一个适合你的停药时间点。**对一些人来说，停药是治疗的首要目标，他们渴望在完成本治疗项目后就立即开始停药。然而，选择一个不用承受很大压力或经历重大生活变化的时间点，对你会有帮助。

- **使用你在本书中学到的技术来应对戒断症状。**走到现在，你已经能够改变应对情绪的方式了。如果你在逐渐停药的过程中感觉情绪强度增加了或出现了令人不愉快的症状，就可以使用所学的技术来更有效地应对这些症状。

小结

对于患有情绪障碍的人来说，服用药物来帮助控制其症状是很常见的。本治疗项目的目的是教会你一些更有帮助的新方法来应对情绪。有些人希望在完成本治疗项目后停止药物治疗。如果你正在服药并想要停药，请记住你只有在处方医生的直接监督下才能开始停药。许多停止服药的人会经历躯体症状或者焦虑、抑郁症状的增加。在身体适应变化的过程中，这种症状暂时增加的情况是正常的。你可以使用在本书中学到的技术来管理这些不适症状。

自测练习

请回答下列问题，并在所选的正确或错误选项上打钩。答案见附录 A。

1. 药物在纠正大脑中的化学物质失衡上是必要的。

   □ 正确　　　□ 错误

2. 如果你决定停止服药，在处方医生的直接监督下逐步停药是至关重要的。

   □ 正确　　　□ 错误

3. 如果你在逐渐停药时症状增加，这是你需要重新服药的征兆。

   □ 正确　　　□ 错误

4. 在暴露过程中，使用抗焦虑药来控制情绪强度是有帮助的。

   □ 正确　　　□ 错误

5. 如果你在完成本治疗项目后决定继续服药，这意味着治疗失败了。

   □ 正确　　　□ 错误

目标

■ 回顾本治疗项目中的重要信息。

■ 评估进展。

■ 回顾治疗目标。

■ 为将来制订计划。

回顾家庭作业

你是否完成了上周的**焦虑量表**和**抑郁量表**（还有你决定填写的**其他情绪量表和积极情绪量表**）？你是否把各量表总分都登记在"**工作表 3.5：进展记录**"上了？现在，我们已经来到了本治疗项目的最后阶段，来评估在整个治疗过程中，你在这些量表上的评分发生了怎样的变化。第十一章讨论了完成情绪暴露的重要性。你是否建立了引发情绪的情境／活动的等级？你是否直面了这些情境／活动，并把你的感受写在"**工作表 11.2：情绪暴露练习记录**"上？如果你的回答是肯定的，那太好了。这些练习的目的是让你明白，你可以忍受这些强烈的情绪，并使用你学到的技术进行应对。如果你还没有完成情绪暴露练习，就应该翻回到第十一章，熟悉一下为什么这项技术对持续地进步来说至关重要。

核心概念

本章的主要目的是回顾本治疗项目的核心概念，并为将来做好准备。我们将回顾一些策略，它们有助于继续强化你一直在练习的技术。在本治疗项目中，你已经学会了在情绪出现时与之产生联结的新方式。不必花费太多的力气评判你的情绪体验和／或将它们推开，你也许就能够去追求新的人生方向了。为了与情绪构建健康的关系，你一直在搭建房子，现在你已经登上了这座房子的阁楼。（见图13.1）。

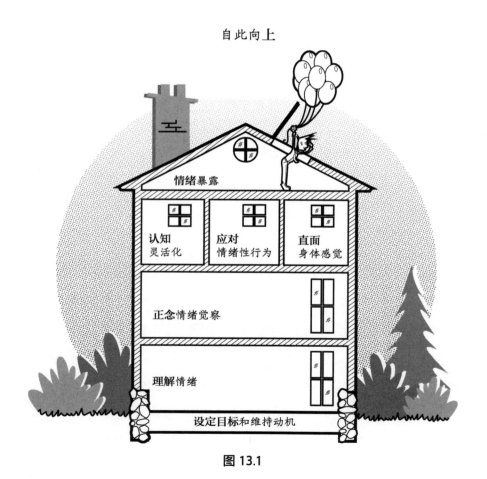

图 13.1

本治疗项目的重要启示

本治疗项目详细介绍了面对情绪时如何培养更接纳的态度。以下是一些最重要的启示。

- 所有的情绪，哪怕是让你感觉消极或不适的情绪，都在为你提供重要的信息，以激励你用有益的方式采取行动。
- 锚定当下，对自身的情绪采取不加评判的态度，有助于防止情绪强度的增加。
- 你看待一个情境的方式影响着你的情绪感受，而你的情绪感受又影响着你解读一个情境的方式。
- 尽管回避不舒服的情绪体验在短期内能起到很好的效果，但这并不是一个长期有效的应对策略。

为了帮助你记住本治疗项目中包含的所有技术，我们将它们总结在"统一方案技术行动计划"专栏中，当你注意到一种情绪开始形成时，就可以使用这部分内容。"统一方案技术行动计划"专栏以情绪体验的三成分为根基，来帮助你进行记忆。

统一方案技术行动计划

做一遍快速的三点检查。以呼吸或者你选择的其他线索作为锚定点，帮助你从脑海里的混乱中走出来，并把自己锚定在当下。

此刻，你想了什么？ 此刻，你想了什么消极自动思维？你是在高估危险性，还是灾难化结果？你是在应对一个过去的还是未来的担忧？问问自己，有没有其他的解释这一情境的更有益的方式，还有哪些方法能帮助你应对？

此刻，你的身体感受到了什么？ 你注意到了哪些身体感觉？你是累了、饿

了，还是筋疲力尽了？是你的身体感觉增强了情绪强度，还是后者增强了身体感觉本身？试着驻足在当下并体会你的身体感觉，不要试图控制它们或转移自己的注意力。

此刻，你做了什么？或者你想要做什么？你是在回避一种可能会引发不适情绪的情境吗？请记住，应对情绪性行为包括了引发情绪和采取有益的替代行为。

为了便于随时使用"统一方案技术行动计划"专栏，你可以把它复印下来。还有些人认为，给"统一方案技术行动计划"专栏拍照并保存在手机里是有帮助的。这样一来，当他们体验不适情绪的时候，就很容易找到它。

评估进展

当你即将步入本治疗项目的结束阶段时，你可能感到兴奋，因为你看到自己的症状得到了改善。你也可能感到失望，因为你并没有看到自己所期待的巨大进步。重要的是记住，本治疗项目的目标是教会你以更有益的方式应对自身的情绪。尽管人们常常感觉自己在处理症状上取得了一些显著的进展，但在短程治疗之后，往往还有继续提升的空间。因为在掌握了技术之后，仍需要一段时间才能看到完整的效果。正如第二章提到的，我们已经对数百名患者使用了这种治疗方法，超过70%的患者的症状得到了显著改善。我们对本治疗项目的研究也显示，患者在完成治疗的一年后还能看到症状的进一步改善。当你反思自己的症状在治疗过程中发生了怎样的变化时，记住这一点是很有帮助的。

有几种方法可用来评估你参与本治疗项目以来所取得的进展。其中一种方法是看一看你的"工作表3.5：进展记录"。如果你每周都完成了**焦虑量表**

和抑郁量表（还有你决定填写的其他情绪量表和积极情绪量表），并把数据都记录到"工作表 3.5：进展记录"中，就能很直观地看到你的症状是如何变化的。和完成本治疗项目的大多数人一样，症状可能在每一周都有一些起伏。然而，如果把治疗开始时的分数与现在的分数进行比较，总体的焦虑和抑郁水平是否下降了？你追踪的与个人相关的情绪水平是否下降了？你是否注意到了积极情绪体验的增加？也许其中的一些变化（例如，感觉不那么焦虑了）已经影响了你在治疗开始时设定的待解决的主要问题。

可以借助"工作表 13.1：进展评估"来回顾你在学习应对强烈的不适情绪的新方法上取得了哪些进展。重要的是要预留出时间，认真地完成这个评估。通过举出具体的例子来说明每一项技术是如何发挥作用的，你将会在大脑中强化运用这些技术与生活中的积极改变之间的联系。我们还会要求你考虑每项技术在哪些方面有继续改进的机会，这有助于你制订本章稍后会提及的**练习计划**。有关"工作表 13.1：进展评估"的示例，请参见附录 B。

如何保持进步及进步的势头

随着本治疗项目接近尾声，你可能发现自己想要休息一下。毕竟，治疗是非常辛苦的！然而，考虑到牛顿第一运动定律——静止的物体保持静止，运动的物体保持运动，现在的你是一个运动的物体！换句话说，保持住在过去几个月里努力积攒的进步势头，要比休息后再回到正轨上容易得多。接下来，我们会推荐一些策略，以帮你保持进步，继续从治疗中受益。

回顾目标

你在第四章中设定了一些治疗目标。设定目标是改变生活和维持动机的关键部分。请回顾一下你在参与本治疗项目的初期填写的"工作表 4.1：治疗目标"。现在，你已经完成了本治疗项目，也许在自己设定的一些目标上取得了重大进展。为了保持改变的动机，请花一点时间重新审视你的目标，并在需要的时候进行调整，这将对你很有帮助。既然你已经感觉好些了，就可能有更多的机会出现在你的面前（例如，开始约会，重返校园，寻找新工作）。

在重新调整目标时，请记住，当人们朝着对他们来说很重要的方向努力时，往往会感觉自己的动机最强烈。所以，请选择对你个人而言最有意义的目标。一旦你心中形成了新的目标，请问问自己以下问题。

■ 目标是否足够具体、详细，以便轻松地评估我的进展？

■ 目标是否可操作和可实现？要知道，目标是为了激励自己。如果你设定了不切实际的目标，那么最终可能感到挫败。

■ 目标是在我的能力范围内，还是超出了我的能力范围？例如，如果你设定了在下个月参加两次求职面试的目标，那么很可能有你无法控制的原因导致你无法实现目标。但是，如果你把目标调整为每周提交两份求职简历，这一目标的实现就变得更可控了。

制订一个练习计划

保持你在本治疗项目中取得的进展，并不断改善的唯一有效方法，就是继续练习你所学到的技术。请记住，即便你到目前为止已经取得了很大的进步，但这些都是新学会的行为，需要时间和努力才能把你的成就"维持住"。

"工作表 13.2：练习计划"旨在帮助你提出练习每项核心技术的具体策略。研究表明，当人们提前计划时，更有可能付诸行动。首先，"工作表 13.2：练习计划"会让你思考每种治疗项目中的技术与你的长期治疗目标之间的关系。例如，如果你的长期目标是改善与朋友的关系，那么练习认知灵活化也许能在朋友没有回复你的短信时，阻止你妄下结论。

"工作表 13.2：**练习计划**"还会让你制订一个关于如何练习每项技术的计划。即便我们有最强的意愿，也难以贯彻执行练习的计划，除非你非常清楚自己要怎么样、在何时进行练习。比如，一个人决定在上下班途中，不再把分散注意力作为回避情绪的应对策略。然而，这个练习计划并没有具体指明这个人要在什么时候或用什么方式停止使用分散注意力的策略。一个更好的练习计划是："在我坐地铁上下班时，我不会通过听音乐或看手机的方式分散自己的注意力。地铁每到一站，我都会做一次深呼吸，把自己锚定在当下，然后做三点检查"。

最后，"工作表 13.2：**练习计划**"会让你用为自己负责的方式贯彻计划。让你承担起责任的方法有很多。你可以寻求朋友或家人的帮助——有时候，仅仅是知道有人会问你有没有完成练习计划，就能够激励你采取行动。你也可以把练习计划与其他日常行为联系起来。例如，你可以这样安排：在早上完成使用细吸管呼吸之后才去刷牙。你还可以想一想，有没有什么方式可以让你更容易坚持自己的练习计划。例如，对打算不使用手机听音乐或阅读的人来说，把耳机留在家里并在通勤时保持手机关机可能会有帮助。有关"工作表 13.2：**练习计划**"的示例，请参见附录 B。如果你想要更多的空间来填写练习计划，可以复印这个工作表。

做你自己的教练

无论你是独立完成本治疗项目的，还是在心理治疗师的帮助下完成的，重要的是，你要为自己的持续进步承担责任。许多人发现，安排好时间来回顾自己取得的进展并在每周调整自己的练习计划是有益的。我们建议你在日历上把这一段时间标记出来，就像在预约医生或安排工作会议时做的那样。如果你使用手机或计算机上的电子日历，还可以设置自动提醒功能。

人们常说，最好的进攻是强大的防御能力，对自身症状的监测也是如此。许多人要等到症状再次干扰其正常生活时，才抽出时间解决这些问题。然而，如果你培养了每周进行自我检查的习惯，就能够在症状失控之前注意到细微的变化。例如，如果你注意到自己开始回避会引发强烈情绪的情境了，就可以使用你的练习计划来主动解决这个问题。

想一想是否有任何即将到来的情境会特别具有挑战性，这也是很有帮助的。你可以预想哪些消极自动思维可能出现，并提前准备好更灵活的解释。你甚至可以在进入有挑战性的情境前，重新审视新的解释。你还可以预测自己更倾向于使用哪些降低情绪强度的情绪性行为，并计划好使用哪些替代行为。当你的情绪即将变得特别强烈或难以承受时，提前规划自己的应对策略，届时就可以更自如地使用它们。

预想困难与管理挫败

不管你在治疗中取得了怎样的成果，仍可能在未来的某些时候体验到强烈的或不适的情绪。情绪的起伏是日常生活的一部分。你或许会注意到，在压力之下，症状容易突然发作。这是非常正常的，和压力影响免疫系统的方式差不多。在压力很大时，人更容易生病，同样，你在这些时候也更有可能重拾回避情绪的旧应对方式。有时候，症状还会在压力并未增加时突然出现。尽管这可能令你非常痛苦，但症状的波动是完全自然而正常的——这并不一定意味着复发。

你学习到的以更有助益的方式管理情绪的技术，也适用于应对随着时间的推移而不可避免的情绪起伏。例如，用批评和评判来应对症状的增加只会使之恶化。当症状爆发时，我们很容易高估危险性和灾难化结果。你可能发现自己认为治疗失败了，或者认为自己永远无法应对强烈的情绪。此时，正念情绪觉察和认知灵活化技术会非常有帮助。

小结

　　改变你应对情绪的方式需要花费时间和精力，而且这本就是一项艰巨的任务。要记住，你并非在一夜之间就学会了那些无益的应对强烈情绪的方法，所以期望只用几个月就完全消除所习得的行为是不现实的。然而，通过持续地练习，你将能够用更有助益的应对策略取代没有助益的应对策略，并改变自己应对情绪的方式。治疗的结束只是你对自己的生活做出更多实质性改变的开始。引用米开朗琪罗（Michelangelo）的话，"每一块石头里都有一座雕像，雕刻家的任务就是去发现它"。你就是雕刻家，现在你已经拥有了各种工具——去雕刻石头吧。

自测练习

　　请回答下列问题，并在所选的正确或错误选项上打钩。答案见附录 A。

1. 如果你在治疗结束时，仍在与症状做斗争，这意味着治疗对你不起作用。
　　□正确　　　□错误

2. 症状出现波动是很自然和正常的，这并不一定意味着复发。
　　□正确　　　□错误

3. 治疗一旦结束，就不再需要定期练习这些技术了。
　　□正确　　　□错误

工作表 13.1：进展评估

请使用这份工作表来确认每一种技术对你有所助益的具体方式。

正念情绪觉察

在锚定当下而非沉溺于过去或担忧未来的能力方面，你注意到了哪些具体的进步？在不加评判地观察自身情绪及情绪应对能力方面，你注意到了哪些具体的进步？你觉得这项技术会以哪些方式帮到你？

_____
_____
_____
_____

你觉得后续还有哪些改进空间？在哪些情境下，你会觉得自己更难以停留在当下，或者更难做到不对自己的情绪体验加以评判？

_____
_____
_____
_____

认知灵活化

在更灵活地看待情境的能力方面，你注意到了哪些具体的进步？你是否没有以前那么频繁地高估危险性或灾难化结果了？这项技术是如何帮到你的？

_____
_____
_____
_____

你觉得后续还有哪些改进空间？在哪些情境下，你会觉得自己难以更灵活地对它们进行思考？

_____
_____

_____

_____

直面身体感觉

在应对与强烈情绪相关联的身体感觉方面，你注意到了哪些具体的进步？你是否参加了以往因不适的身体感觉而回避的活动？这项技术是如何帮到你的？

_____

_____

_____

_____

你觉得后续还有哪些改进空间？有没有特定的身体感觉，让你觉得非常痛苦？

_____

_____

_____

_____

应对情绪回避

在识别自己无益的情绪性行为并将它替换为其他行为的能力方面，你注意到了哪些具体的进步？这项技术是如何帮到你的？

_____

_____

_____

_____

你觉得后续还有哪些改进空间？有没有特定的情绪性行为更难被替代行为取代，或者在某些情境下，你发现使用替代行为更具有挑战性？

_____

_____

_____

_____

工作表 13.2：练习计划

请使用本工作表制订一个完成本治疗项目后继续练习这些技术的计划。

需要回答的问题	正念情绪觉察	认知灵活化	直面身体感觉	应对情绪性行为
练习这个技术是如何帮助你实现长期目标的？				
练习这个技术的具体计划是什么？				
你是如何让自己为这个练习计划承担责任的？				

附录 A　自测练习答案

第三章：1. 正确，2. 错误，3. 错误，4. 正确

第四章：1. 正确，2. 错误，3. 正确，4. 错误

第五章：1. 错误，2. 正确，3. 错误，4. 正确

第六章：1. 正确，2. 错误，3. 正确，4. 错误

第七章：1. 错误，2. 正确，3. 错误，4. 错误，5. 错误

第八章：1. 错误，2. 错误，3. 正确，4. 错误

第九章：1. 正确，2. 错误，3. 正确，4. 正确

第十章：1. 正确，2. 正确，3. 错误，4. 正确

第十一章：1. 正确，2. 错误，3. 正确，4. 错误

第十二章：1. 错误，2. 正确，3. 错误，4. 错误，5. 错误

第十三章：1. 错误，2. 正确，3. 错误

附录 B 工作表示例

"工作表 3.5：进展记录" 示例

请在本工作表上标出你每周在焦虑量表、抑郁量表（以及你可能也在使用的其他情绪量表、积极情绪量表）上的总分。

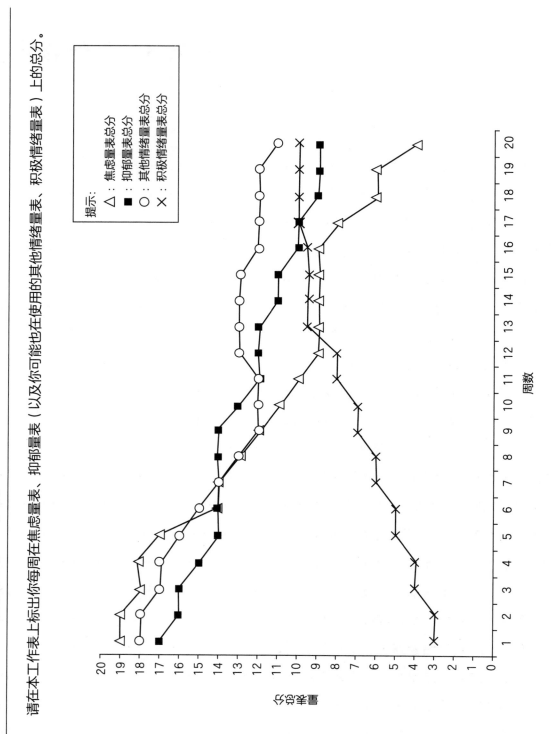

提示：
△：焦虑量表总分
■：抑郁量表总分
○：其他情绪量表总分
×：积极情绪量表总分

周数

"工作表 4.1: 治疗目标" 示例

明确主要问题 你的情绪（如悲伤、焦虑、内疚）如何导致了生活中的问题？	设定目标 应对你的主要问题的具体目标有哪些？你会做/不做什么以达成这些目标？	完成必要的步骤 把你的目标拆解成多个更小的步骤，以帮助你明确怎样向目标迈进。
待解决的主要问题 我已经开始变得与社会隔绝了	**具体目标 1** 结交新朋友	第一步　在网上搜索俱乐部或课程的信息 第二步　报名参加新的课程 第三步　与某人闲谈 第四步　邀请某人在课后"喝咖啡"
	具体目标 2 更深入地了解我的同事	第一步　开始在茶水间闲谈 第二步　与同事闲谈 第三步　与同事更长更久的对话 第四步　在单位存放你的饮料的时间加入大家
待解决的主要问题 我好像难以做出任何且有创造力的产出	**具体目标 1** 提前完成工作任务	第一步　在第一次接到任务时明确所完成所需的步骤 第二步　每天划出一些时间完成任务 第三步　即使不情愿，也尝试完成任务 第四步　当任务做得"足够好"时，认定任务为已完成，哪怕讲述还不到完美
	具体目标 2 把任务委派给他人	第一步　找出在工作或家务场合中可以请同事/家人帮忙的任务 第二步　阻止自己去检验他人工作是否做活 第三步　聚焦在其他更重要的事情上 第四步　允许他人按他们的方式完成任务

"工作表 4.2：决策权衡"示例

请用本工作表来探索你能想到的做出改变（或是参与本治疗项目）和维持不变的好处和坏处。

	好处 / 收益	坏处 / 代价
做出改变	我可以朝着我的目标前进 我会变得更开心 我会睡得更好 我会有能力完成更多事情 我会改善与伴侣的关系	耗费时间 自费的治疗费用太高 做出改变会很困难——一想到要面对自己的情绪，我就很紧张 如果失败了，我会真的很绝望
维持不变	如果我不用处理这件事，会简单得多 我的生活是可预测的——至少我知道什么会到来 我不确定直面我的情绪从长期来看是否会让事情变好 我还能每天正常生活	我会持续有这种感觉——我可能会更糟糕 我无法拥有我想要的社交生活 我无法在事业上向前迈进

"工作表 5.1：情绪的三成分模型" 示例 a

请在你感受到强烈情绪的任何时候使用本工作表，帮助你把情绪体验拆分成三个成分。你也可以在情绪体验过后，使用本工作表来回顾你的情绪是如何演变的。

情境：错过了公交车

情绪：焦虑

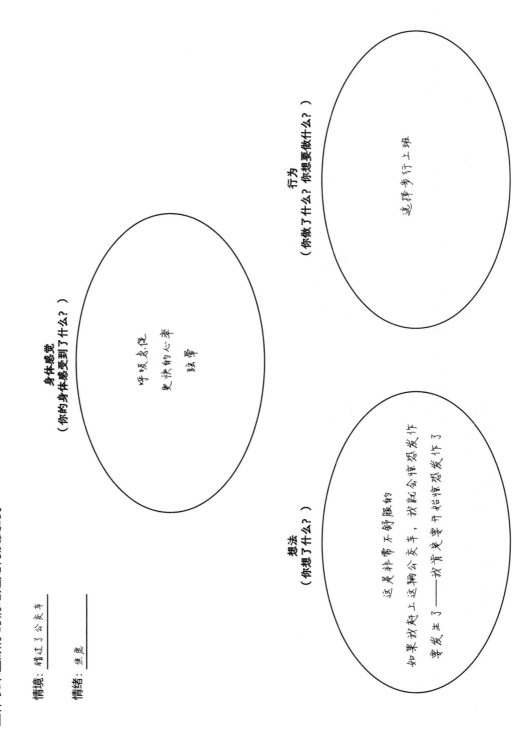

身体感觉
（你的身体感受到了什么？）

呼吸急促
更快的心率
眩晕

想法
（你想了什么？）

这真非常不舒服的

如果我赶不上这辆公交车，我就会惊恐发作

要发生了——我肯定要开始惊恐发作了

行为
（你做了什么？你想要做什么？）

选择步行上班

"工作表 5.1：情绪的三成分模型" 示例 b

请在你感受到强烈情绪的任何时候使用本工作表，帮助你把情绪体验拆分成三个成分。你也可以在情绪体验过后，使用本工作表来回顾你的情绪是如何演变的。

情境：_朋友取消了计划_

情绪：_伤心，懊恼_

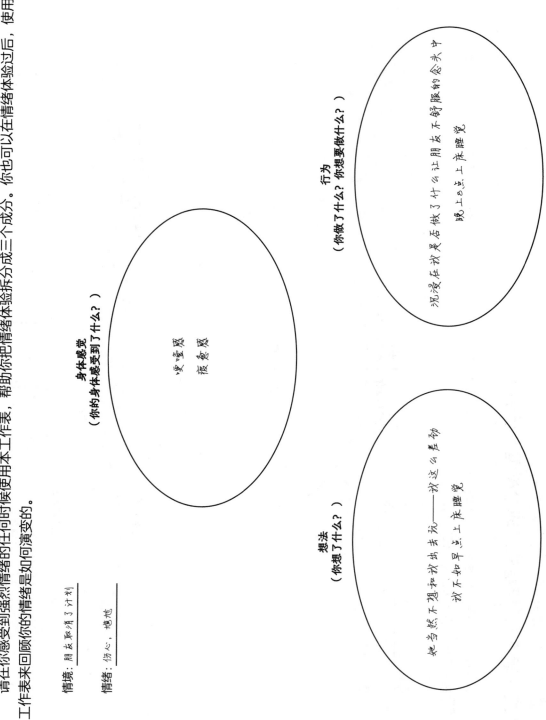

"工作表 6.1: 情绪反射弧" 示例

日期/时间	诱因 是什么诱发了你的情绪反应?	反应			结果 短期 这个应对方式是如何对你起作用的?	结果 长期 这个应对方式将如何在未来引发更多的消极情绪?
		想法	身体感觉	行为		
11月15日 上午7:30	等车途中被插队	这一天是故意的,我期待会儿有交通过迟到	发热感和多汗 牙关紧闭	向其他司机喊叫,紧跟前车,双手紧握方向盘	释放压力,感觉自己合理正当	坚信别人爱有意跟自己过不去
11月20日 下午4:00	感觉非常疲惫	我再度体那了,今晚我不想按计划进行了	头脑昏沉	取消计划,打个盹	对取消安排感到释然,睡觉时没有任何感觉	因为什么事也没有做,和朋友去也感到内疚
11月21日 下午6:50	有重要事情要做,在照镜子前照镜子	我看起来好胖,人们会因为我长胖了而评判我	胃里有一种空洞的感觉	询算身件服装,向同伴寻求安慰,强烈要求来自己一天不进食	释放压力,感觉自己合理正当	强化了"我的外表会影响别人时对我的看法"的信念

"工作表 7.1："正念情绪觉察" 示例

请使用本工作表记录情绪，练习下列技术：正念情绪觉察冥想、正念情绪觉察和锚定当下。

□ 正念情绪觉察冥想：请聆听正念情绪觉察冥想指导语的录音，并记录你的感受。

□ 正念情绪觉察诱发：选一首确定会诱发你情绪的歌，并练习非评判地观察你此刻的情绪，记录你的感受。

□ 锚定当下：当你观察某种情绪的强度在增加时，请完成以下步骤：（1）借助提示物（如呼吸），帮助自己与此刻建立联结；（2）完成三点（想法，身体感觉，行为）检查；（3）询问自己的反应是否与现在发生的事情匹配；（4）调整情绪反应，使之更贴合当下的情境。

日期	练习冥想、情绪诱发或锚定当下？	你觉察到了什么？			对情绪不加评判的方法，有效程度是多少？ 0 — 10 完全无效 非常有效	锚定当下的方法，有效程度是多少？ 0 — 10 完全无效 非常有效
		想法	身体感觉	行为		
10月1日	冥想	很难把我拉回来，我在评论这首乐曲吗？我应该猜猜妈妈还在什么主日记吗？	胸闷	以呼吸为锚点，转移注意力的冲动	5	7
10月2日	冥想	我没时间做这个练习，今天有一大堆要做的事情	烦躁，心神不宁，紧张	停下来的冲动，不断调整坐姿	6	4
10月3日	情绪诱发	这让我想起我前任伴侣——我们争吵过一些美好时光，当我回忆起来时，仍会难过	头脑昏沉，变麻木	在练习结束后，到网上搜索前任伴侣消息的冲动	4	4
10月4日	锚定当下	我上班室迟到了，再找不到停车位，老板会生气的	心跳加速，出汗	开得更快，一直角燥，把电台的音量调小	5	8
10月4日	情绪诱发	听这种音乐有什么意义——听完后我还是有消兰的感觉	疲惫，懒听，心跳极快	用关灯抱枕子，跳离的轻微冲动	7	9
10月5日	锚定当下	我会高速一段新的关系，就像前一段那样。15年来，我都没通过这些什么，我不知道该说这些什么	沉重感，疲惫感，胃里不舒服	取消约会的冲动，听悲伤的音乐，引出诱话情事	7	8
10月6日	锚定当下	我明天下午就会见我的朋友，这周末和朋友去外边决定是真是太愚蠢了——我本应该学习	肌肉紧绷，心跳加速，变麻感	熬度学习和取消聚会活动的冲动	8	6

"工作表 8.1: 认知灵活化" 示例

请使用本工作表来帮助你从第一感觉中走出来，识别你是否陷入了某种消极的思维陷阱，并提出你对这一情境的替代想法。请使用下列问题帮助你评估自动思维。

□ 我是否笃定地认为_____将会发生或是一个事实？
□ 我感觉_____有多大可能性是会真实发生的？更符合实际的、发生_____的可能性是多大？
□ 我能找到什么证据来支持或反对这一想法或信念？
□ 我的消极自动思维是否被此刻体验到的强烈情绪影响了？
□ 还有其他解释吗？
□ 如果_____成真，我能否应对？我会如何应对？
□ 如果_____成真，我能否接受？

情绪/诱因	自动思维	这是一个思维陷阱吗？是/否	其他解释 往往包括"自动思维可能不是真的"和"即便是真的，我也能应对"
同事赢上一个东家	我可真是一个失败者 我永远找不到伴侣	是	事只是有别人外出，并不意味着我是一个失败者 也许明天我会对找到伴侣更有信心 在对我没有那么的时候
老板不同意我在会议上的一个观点。	我的工作做得不受重视 我不善于完成工作 我要被辞退了	是	我的同事很不同意，并不意味着我不受重视 老板没认可我的每一句话，并不是我世界末日
留意到在一次演讲前，心跳加速，手出汗	我马上就要惊慌发作了 我没办法坚持完成报告 所有人都会注意到我有多焦虑	是	比前做演讲时，我也有过这种感觉，但并没有完全惊恐发作 尽管有不舒服的感觉，我仍然可以完成演讲 哪怕需要在演讲过程中休息一下，我也可以接受

"工作表 8.2：箭头向下——识别核心自动思维" 示例 a

　　有时候，你想到的其他解释看起来不太可信。这可能是因为核心自动思维在影响你最初的消极想法。使用本工作表探索可能隐藏在第一个自动思维之下的核心自动思维。

第一个自动思维：*我的老板会发现我犯的错误，然后生我的气*

　　如果这是真的，对我来说意味着什么？它对我来说为什么这么重要？
　　如果这是真的，会发生什么？接下来又会发生什么？

核心自动思维：*我会被辞退*

　　如果这是真的，对我来说意味着什么？它对我来说为什么这么重要？
　　如果这是真的，会发生什么？接下来又会发生什么？

核心自动思维：*我的工作表现很糟糕*

　　如果这是真的，对我来说意味着什么？它对我来说为什么这么重要？
　　如果这是真的，会发生什么？接下来又会发生什么？

核心自动思维：*我永远都不会成功*

　　如果这是真的，对我来说意味着什么？它对我来说为什么这么重要？
　　如果这是真的，会发生什么？接下来又会发生什么？

核心自动思维：*我是无能的*

"工作表 8.2：箭头向下——识别核心自动思维"示例 b

有时候，你想到的其他解释看起来不太可信。这可能是因为核心自动思维在影响你最初的消极想法。使用本工作表探索可能隐藏在第一个自动思维之下的核心自动思维。

第一个自动思维：*我的伴侣忘记了我们的纪念日。我肯定比他更在意我们的关系*

如果这是真的，对我来说意味着什么？它对我来说为什么这么重要？
如果这是真的，会发生什么？接下来又会发生什么？

核心自动思维：*他不爱我了*

如果这是真的，对我来说意味着什么？它对我来说为什么这么重要？
如果这是真的，会发生什么？接下来又会发生什么？

核心自动思维：*我们的关系不会长久*

如果这是真的，对我来说意味着什么？它对我来说为什么这么重要？
如果这是真的，会发生什么？接下来又会发生什么？

核心自动思维：*我会孤独终老*

如果这是真的，对我来说意味着什么？它对我来说为什么这么重要？
如果这是真的，会发生什么？接下来又会发生什么？

核心自动思维：*我是不被爱的*

"工作表 9.1：情绪性行为清单" 示例 a

本工作表的目的是帮助你识别你用于管理情绪的情绪性行为。在治疗的后期，我们将回到这个清单上。届时，我们会请你面对你一直在回避的情境和活动，因为那些情境和活动可能会让你产生强烈的情绪。如果你无法确定自己使用的策略该放在哪一列，也没关系。最重要的是你开始记录自己使用的各种情绪性行为了。

明显的回避	细微的行为回避	认知回避	安全信号	情绪驱动行为
回避乘坐公共交通	在焦虑的情境中不进行眼神接触	在通勤时听音乐	随时带着手机和充电器	在恋得伴侣不高兴时，过度道歉
不与伴侣谈及有争议的话题	在别人询问我的观点时说"我不知道"	在感到压力大时看电视	在做重大的工作汇报前戴上幸运项链	

"工作表 9.1：情绪性行为清单" 示例 b

本工作表的目的是帮助你识别你用于管理情绪的情绪性行为。在治疗的后期，我们将回到这个清单上，届时，我们会请你面对你一直在回避的情境和活动，因为那些情境和活动可能会让你产生强烈的情绪。如果你无法确定自己使用的策略该放在哪一列，也没关系。最重要的是你开始记录自己使用的各种情绪性行为了。

明显的回避	细微的行为回避	认知回避	安全信号	情绪驱动行为
在程中里	在提交前，确保我的工作是完美的	用阅读助眠	冥想	紧握方向盘
在交通高峰期开车		看电视	书籍	开车时靠骂陌生人
在桥上驾驶		在不安工作时进行打扫		当他人靠近我的时候，推挤他们
拥挤的人群		告诉自己别去想"不好"的想法		

"工作表 9.2：应对情绪性行为" 示例 a

本工作表可以帮助你思考你想改变的情绪性行为。第一列用来识别会引起强烈情绪的情境。第二列用来记录在此情境下常出现的情绪。第三列用来记录常使用的情绪性行为。最后，借助后两列对替代行为进行头脑风暴，并思考采取新行为的短期和长期结果。

情境／诱因	情绪	情绪性行为	替代行为	替代行为的结果
与父母沟通一件他们不同意的事	内疚，焦虑，愤怒	不做眼神接触，过度道歉	进行眼神接触，道歉一次（必要时），然后坚持自己的立场	短期结果：感到不适并担心让他们难受 长期结果：通过为自己发声来改善与父母的关系
与更成功的朋友交谈	嫉妒	对他们的成就进行贬击讽刺，做自我贬低的陈述	真诚地赞扬他们	短期结果：后会很困难，还觉得有了这段对话 长期结果：让这段友谊变更牢固
夫在一家拥挤的超市中	愤怒	跟踪他人，大声叹气以暗示不满	慢慢走，对他人微笑，打招呼	短期结果：感觉沮丧 长期结果：为自己没有在超市里"失控"而感到自豪

"工作表 9.2：应对情绪性行为"示例 b

本工作表可以帮助你思考你想改变的情绪性行为的替代性行为。第一列用来识别会引起强烈情绪的情境。第二列用来记录在此情境下常出现的情绪。第三列用来记录常使用的情绪性行为。最后，借助后两列对替代行为进行头脑风暴，并思考采取新行为的短期和长期结果。

情境／诱因	情绪	情绪性行为	替代行为	替代行为的结果
去上课	焦虑	听音乐 担心课程的事	正念地注意走在路上看到的事物	短期结果：持续感到焦虑 长期结果：体验到更少的焦虑，哪怕这一天
想着我没有关火炉子	焦虑	回家检查	继续完成工作的任务	短期结果：持续感到不适 长期结果：在工作上有更多产出
听见一首让我想起前任伴侣的歌曲	伤心	反复听这首歌 反复思考在这段关系中哪里出了错	听下一首歌 正念	短期结果：难以抗拒消沉的诱惑 长期结果：不管天消沉，做别的事情，为自己感到自豪

"工作表 10.2：身体感觉训练" 示例

请使用本工作表记录你所完成的练习，选择痛苦程度最高以及与你体验到强烈情绪时相似程度最高的身体练习（例如，当你感受到焦虑、沮丧等情绪时，你所产生的身体感觉）。"试次"是指你做了多少次练习；"痛苦程度"是指用0—10分评定你在练习后的痛苦程度（0＝没有痛苦，10＝极其痛苦）；"相似程度"是指你练习后的感觉与自己情绪强烈时的身体感觉的相似程度。每项练习至少连续重复五次。

练习：使用细吸管呼吸

试次	痛苦程度	相似程度
1.	7	8
2.	7	8
3.	6	8
4.	6	8
5.	5	8

练习：过度通气

试次	痛苦程度	相似程度
1.	9	7
2.	9	7
3.	9	7
4.	8	7
5.	8	7

练习：使用细吸管呼吸

试次	痛苦程度	相似程度
1.	6	8
2.	5	8
3.	4	8
4.	4	8
5.	4	8

练习：过度通气

试次	痛苦程度	相似程度
1.	9	7
2.	8	7
3.	8	7
4.	7	7
5.	8	7

练习：使用细吸管呼吸

试次	痛苦程度	相似程度
1.	4	8
2.	5	8
3.	3	8
4.	3	8
5.	2	8

练习：过度通气

试次	痛苦程度	相似程度
1.	7	7
2.	6	7
3.	6	7
4.	5	7
5.	5	7

"工作表 11.1：情绪暴露等级"示例 a

请描述你目前为了避免不适情绪的发生而回避的情境。把本工作表想象成一个梯子，在梯子底部是不太具有挑战性的情境，越靠近顶部则是越具挑战性的情境。请对你描述的每一种情境的回避程度及造成的痛苦程度进行等级评定，在右侧两列的空白处写下相应的数字。

不回避	犹豫不决但很少回避	有时回避	经常回避	总是回避
0		5		10
没有痛苦	轻微痛苦	明显痛苦	强烈痛苦	极其痛苦

等级	描述	回避程度	痛苦程度
一 最严重的	做工作汇报	8	8
二	参加一次求职面试／说出自己的优点	8	8
三	应聘新的工作	8	7
四	制作任务清单，立即开始完成第一项任务	7	7
五	与一位同事持不同意见	7	6
六	置身于一家拥挤的电影院	5	5
七	与一位权威人士交谈	5	5
八	与不太认识的人展开交谈	5	4

"工作表 11.1：情绪暴露等级" 示例 b

请描述你目前为了避免不适情绪的发生而回避的情境。把本工作表想象成一个梯子，在梯子底部是不太具有挑战性的情境，越靠近顶部则是越具挑战性的情境。请对你描述的每一种情境的回避程度及造成的痛苦程度进行等级评定，在右侧两列的空白处写下相应的数字。

不回避	犹豫不决但很少回避	有时回避	经常回避	总是回避
0		5		10
没有痛苦	轻微痛苦	明显痛苦	强烈痛苦	极其痛苦

等级	描述	回避程度	痛苦程度
1 最严重的	没锁门就去上班	8	8
2	和朋友谈论我的感受	8	7
3	参加以往很享受的活动	8	6
4	与伴侣提起一个热门话题	7	6
5	写下有关我抑郁的内容	6	5
6	在交通高峰期开车	5	5
7	不向他人寻求确认，我自己做决定	5	5
8	出门前不检查炉灶	5	4

"工作表 11.2：情绪暴露练习记录"示例 a

日期：

暴露任务（简要描述你所选择的会引发某种情绪反应的活动）

在酒吧里向陌生人做自我介绍

暴露前的准备

消极自动思维（请列出关于这次暴露的想法）	**其他解读**（有哪些关于这次暴露的更灵活的想法？）
我没有什么话题可说 别人已经有够多的朋友了 人们会觉得我在这里徘徊很烦人或很奇怪	我有很多兴趣爱好，所以我们也许能够找到共同话题。哪怕我找不到，别人也能找到 已经拥有朋友并不意味着不想认识更多新朋友 人们去酒吧的目的就是与人交往。我无法确认别人如何看待我
情绪性行为（请列出可能阻止你全然体验这次情绪暴露的情绪性行为）	**替代行为**（确定能让你完全融入这次情绪暴露的其他行为）
只靠近不吸引我的人 快速地喝几杯酒 只做简短的交流	坚持靠近吸引我的人 不喝或只喝一杯酒 尝试一直问他人问题／坚持留下，哪怕已经没有什么可说的了

正念情绪觉察 请记住，对暴露引发的情绪采取不加评判的接纳态度 请记住，在暴露的过程中，要始终锚定当下

暴露后的反思

你体验到了什么情绪？ 焦虑

请把你的情绪体验分解成以下三个成分

想法
这太别扭了。真的会有人径直走向陌生人吗？
他们肯定觉得我是一个失败者，他们看得出我很紧张

身体感觉
心跳加速，出汗，呼吸有些短促

行为
等了很长时间才靠近第一个人（需要给自己打气）
为打扰了他人而道歉

正念情绪觉察

你有多愿意体验你的情绪（0—10分；0 = 完全不想，10 = 非常想）？ 8

你把自己锚定在当下的效果如何（0—10分；0 = 完全没有效果，10 = 非常成功）？ 7

认知灵活化

你在暴露过程中灵活思考的效果如何（0—10分；0 = 完全没有效果，10 = 非常成功）？ 9

应对情绪性行为

你在暴露过程中使用替代行为的效果如何（0—10分；0 = 完全没有效果，10 = 非常成功）？ 9

你在这次暴露中学到了什么？

你在这个任务 / 情境中学到了什么？你从情绪中学到了什么？出现消极预测了吗？你从自己应对情绪的能力中学到了什么？
我学到了，即使在我感到非常焦虑的时候，也可以和他人交流，并且人们大体上都很友好。我会想不起自己要说什么，但我后来想起来了，而且好像没有人发现这一点。

你可以在下次暴露中做出什么改变？你如何通过使用所学的技术全然贴近这些练习引发的情绪？
我可以在靠近别人的时候表现得更自信，而不是去道歉。我可以直接开始，而不是一直等待和准备，反正也没有什么可失去的。我可以分享更多的个人信息。

"工作表 11.2：情绪暴露练习记录" 示例 b

日期：

暴露任务（简要描述你所选择的会引发某种情绪反应的活动）

散步去咖啡馆

暴露前的准备	
消极自动思维（请列出关于这次暴露的想法）	**其他解读**（有哪些关于这次暴露的更灵活的想法？）
我没有那个精力 我就是不想去 看着别人在咖啡馆里聊天，只会让我想起我有多么抑郁 做我曾经享受的事情还觉得很无趣，真是非常糟糕	也许开始散步会让我更有力量感，我只是不想去，并不意味着我做不到 我不知道在走进咖啡馆时会有什么感受，但我知道如果待在家里，我一定会感到抑郁 我可以通过锚定当下来应对这些情绪——咖啡的味道，脚踏在人行道上的感觉
情绪性行为（请列出可能阻止你全然体验这次情绪暴露的情绪性行为）	**替代行为**（确定能让你完全融入这次情绪暴露的其他行为）
缩短散步路程 进一步沉浸在我曾经多么享受这些活动的想法里	实现走进咖啡馆的目标 在散步时正念地观察周围的环境

正念情绪觉察
请记住，对暴露引发的情绪采取不加评判的接纳态度
请记住，在暴露的过程中，要始终锚定当下

暴露后的反思

你体验到了什么情绪？ 伤心／麻木

请把你的情绪体验分解成以下三个成分

> **想法**
> 这一切对我来说需要耗费好多精力，我竟然需要强行让自己去
> 买咖啡，真是太夸张了

> **身体感觉**
> 疲惫，哽噎感

> **行为**
> 在散步时听音乐，买一杯普通的咖啡而不是我真正想要的拿铁

正念情绪觉察

你有多愿意体验你的情绪（0—10分；0 = 完全不想，10 = 非常想）？ ___5___

你把自己锚定在当下的效果如何（0—10分；0= 完全没有效果，10= 非常成功）？ ___7___

认知灵活化

你在暴露过程中灵活思考的效果如何（0—10分；0 = 完全没有效果，10 = 非常成功）？ ___7___

应对情绪性行为

你在暴露过程中使用替代行为的效果如何（0—10分；0 = 完全没有效果，10 = 非常成功）？ ___4___

你在这次暴露中学到了什么？

你在这个任务／情境中学到了什么？你从情绪中学到了什么？出现消极预测了吗？你从自己应对情绪的能力中学到了什么？

我学到了，我可以完成以前享受的事情，哪怕现在并不很想去做。我并没有全程都关注抑郁问题——我能够留意天气有多么好

你可以在下次暴露中做出什么改变？你如何通过使用所学的技术全然贴近这些练习引发的情绪？

我可以尝试不戴耳机就去散步，并且优待自己，喝一杯精品咖啡

"工作表 13.1：进展评估" 示例

请使用这份工作表来确认每一种技术对你有所助益的具体方式。

正念情绪觉察

在锚定当下而非沉溺于过去或担忧未来的能力方面，你注意到了哪些具体的进步？在不加评判地观察自身情绪及情绪应对能力方面，你注意到了哪些具体的进步？你觉得这项技术会以哪些方式帮到你？

在情绪低落时，我能够不那么责备自己了。通常，我会因为别人的情况比我还糟糕而生自己的气，但现在我会试着只关注自己的感受而不去评判它。当我能够对自己的感受少做评判时，我就不会沉浸在感受中了，并能更快地继续前进。

你觉得后续还有哪些改进空间？在哪些情境下，你会觉得自己更难以停留在当下，或者更难做到不对自己的情绪体验加以评判？

下班到家与家人共处时，我很难锚定当下。有时候，我的孩子会给我讲在学校发生的事情，但我意识到自己的注意力完全游离在外——在很多时候，我都在担心自己要怎么样才能把所有事情做好。

认知灵活化

在更灵活地看待情境的能力方面，你注意到了哪些具体的进步？你是否没有以前那么频繁地高估危险性或灾难化结果了？这项技术是如何帮到你的？

我依然会高估危险性或灾难化结果，但现在我更能够留意自己做了什么。一旦发现自己这样想，我就能够想出该情境（比如，老板在会议上似乎对我很不耐烦）还有哪些其他的解释。我注意到，当我强行让自己从不同的角度看待事情时，焦虑虽仍然存在，但感觉不那么难以承受或强烈了。

你觉得后续还有哪些改进空间？在哪些情境下，你会觉得自己难以更灵活地对它们进行思考？

出于某些原因，我很难灵活地解释电子邮件或短信中的一些话，我发现自己会想，有人在生我的气，因为他们发了只有一个词的回复，或者是发了"当然"而非"当然！"。

直面身体感觉

在应对与强烈情绪相关联的身体感觉方面，你注意到了哪些具体的进步？你是否参加了以往因不适的身体感觉而回避的活动？这项技术是如何帮到你的？

当我感到特别疲惫和乏力的时候，我更能够不对此进行过多的解读。在情绪低落的时候，我总觉得自己做不了什么——我就是没有这个精力。现在，我能够提醒自己，那些身体感觉并不意味着哪里不好，也不会永远持续下去，这敦促我，哪怕觉得自己在那一刻无法动起来，也要去完成一些事情（比如，不要在最后一刻取消与朋友共进晚餐的计划）。

你觉得后续还有哪些改进空间？有没有特定的身体感觉，让你觉得非常痛苦？

即便我明白这并不危险，但是在心跳开始加速的时候，尤其是在已经感到有些焦虑的情况下（比如在向我们的管理团队推荐新客户前），我仍然会感到很不安。一旦我留意到心跳加速，焦虑水平就会激增，并开始纠结于在感到如此焦虑的时候，自己能否表现得很好。

应对情绪回避

在识别自己无益的情绪性行为并将它替换为其他行为的能力方面，你注意到了哪些具体的进步？这项技术是如何帮到你的？

在心烦意乱时，我不再全然回避了。通常，我会假装一切都很好，但现在我正努力把自己的感受告诉给他人，尽管这会让我非常焦虑。我发现人们的回应通常是积极的，即便别人不同意我的看法，也不是世界末日。

你觉得后续还有哪些改进空间？有没有特定的情绪性行为更难被替代行为取代，或者在某些情境下，你发现使用替代行为更具有挑战性？

当我无法完成某事，并明白我会让某人失望时，说"不"时我而言还是很困难，我最终会通过不予以回应来回避这一情境。但随着时间的推移，我越来越意识到自己是一个糟糕的人，因为别人也许会认为我不够在意，甚至不愿意去回应。

"工作表 13.2：练习计划" 示例

请使用本工作表制订一个完成本治疗项目后继续练习这些技术的计划。

需要回答的问题	正念情绪觉察	认知灵活化	直面身体感觉	应对情绪性行为
练习这个技术是如何帮助你实现长期目标的?	通过练习引更加聚焦当下，我能浮会更享受和朋友及家人相处的时光	通过不随便下结论和假设别人在对我的气，我不会花那么多时间去思得反复	如果我不因心跳加快而那么焦虑，我就不会在做汇报时分心	少取悦他人，会帮助我说出"不"，并花更多时间陪伴家人
练习这个技术的具体计划是什么?	当我结束一天的工作回到家时，在下车前，我会几分种做自我监测，并聚焦当下	每一次当我因某条短信或邮件而认为他人在生我的气而焦虑时，我会写出其他的可能性（比如他们正在忙碌或他们这一天过得很糟糕）	在吃完午饭回办公室时，我会选择爬楼梯而不是来坐电梯	当别人让我做我不愿意做的任务时，我会延迟我的回复在当天内回复
你是如何让自己为这个练习计划承担责任的?	我会把便利贴贴在汽车的按钮旁，以提醒我在下车前完成自己的练习计划	如果我给最好的朋友发送了一张截图或一封邮件来询问她是否经历过其他可能性的清单	我会每天给艾米发一张我在爬楼梯的自拍	直到我告诉老板我为我完成给我的任务，我才下班

附录 C　关键术语表

（按汉语拼音排序）

非评判的、聚焦当下的觉察（nonjudgmental, present-focused awareness）：有时被称为正念。一种与情绪体验互动的方式，包括观察情绪体验的成分，而不是试图推开或改变它们，也不因情绪的存在而评判自己。

高估危险性（probability overestimation）：也叫草率下结论（jumping to conclusions）。过高地认定某种消极结果发生的可能性。

核心自动思维（core automatic thoughts）：也叫核心信念。个体对自己、他人和世界的核心信念，这些信念是不由自主地出现的，但不局限于任何一个具体情境。

积极情绪量表（Positive Emotion Scale）：每周填写一次的积极情绪监测量表。

焦虑量表（Anxiety Scale）：总体焦虑水平及干扰程度量表的简称，每周填写一次的焦虑监测量表。

进展记录（progress record）：用于直观地展示焦虑量表、抑郁量表、其他情绪量表和积极情绪量表的总分的工作表。

客观监测（objective monitoring）：在不加评估或评判的情况下观察情绪体验中"纯粹的事实"部分。

锚定当下（anchoring in the present）：停下来不加评判地观察当下的体验，并有意识地选择与当前的需求、目标或价值观一致的反应。

其他情绪量表（Other Emotion Scale）：每周填写一次的监测患者可能正与之抗争的其他情绪（如愤怒、羞愧或嫉妒）的量表。

情绪暴露（emotion exposure）：一种练习，旨在通过进入可能引发不适情绪的情境而不进行回避或逃避，来提高对不适情绪的耐受度。

情绪的三成分模型（three-component model of emotion）：任一情绪体验的三个成分：想法（你想了什么）、身体感觉（你的身体感受到了什么）和行为（你做了什么）。

情绪反射弧（ARC of emotion）：一种情绪体验的诱因—反应—结果。

- **诱因**（antecedents）是引发某些情绪的触发因素、条件或情境。它们可能是近期的（立即的）或远期的（过去的）。

- **反应**（responses）是情绪的三成分——想法、身体感觉和行为。

- **结果**（consequences）是情绪反应的结果，它可能是短期的，也可能是长期的。

情绪回避（emotion avoidance）：个体可能做出的用于防止不适情绪出现或强度增大的行为。情绪回避可能包括以下方面。

- **明显的（情境性）回避**［overt（situational）avoidance］——避开会引发强烈情绪的情境。

- **细微的行为回避**（subtle behavioral avoidance）——在一个不舒服的情境下，做一些事来避免面对强烈的情绪（例如，不进行眼神交流）。

- **认知回避**（cognitive avoidance）——回避去想那些可能引发不适情绪的事情（例如，在诱发焦虑情绪的情境下转移自己的注意力）。

- **安全信号**（safety signals）——护身符、人或其他让人在一个不舒服的情境下感到"更安全"的物品（例如，携带药物，只有在朋友的陪同下才能在聚会上与陌生人交谈）。

情绪驱动行为（emotion-driven behaviors，EDBs）：因情绪而产生的行为。在面对引发强烈情绪的情境时，这些行为很难抗拒（或改变）。情绪驱动行为可以是有助益和有适应性的（例如，因为感到恐惧而从有车驶来的道路上跳开），也可以是非适应性的（例如，因为焦虑而提前离开聚会，在感到疲惫和抑郁时待在床上）。

情绪性行为（emotional behaviors）：包括情绪回避和情绪驱动行为。用于控制强烈情绪的行为，可能是适应性的，也可能是非适应性的。

情绪障碍（emotional disorders）：一类心理障碍，例如焦虑或抑郁，其特征是：（1）频繁且强烈的情绪，（2）对情绪的消极反应，（3）对情绪的回避。这些问题对重要的功能造成了干扰。

认知灵活化（cognitive flexibility）：一种刻意考虑对一个情境的多种解释或预测的练习，以取代假定第一个想法准确且有用的做法。

思维陷阱（thinking traps）：人们反复以消极的方式解释或预测情境的思维习惯，包括高估危险性和灾难化结果。

痛苦程度（distress）：使用主观痛苦程度量表（Subjective Units of Distress Scale）评估，测量痛苦情绪，进行 0—10 分的评分（0 = 没有痛苦，

10 = 极其痛苦）。

抑郁量表（Depression Scale）：总体抑郁水平及干扰程度量表的简称，每周填写一次的抑郁监测量表。

灾难化结果（catastrophizing）：也叫最坏打算（thinking the worst），认为如果真的出现消极结果，那将会是极其糟糕的，或者个体将无法应对。

正念情绪觉察（mindful emotion awareness）：一种关注情绪体验的方式，强调以一种非评判的方式关注当下（包括个体此刻的感受）的重要性。

主观监测（subjective monitoring）：以一种进行评价或评判的方式观察情绪体验；例如，聚焦于个体感觉有多么糟糕，或因自己出现某种感受而批评自己。

自动思维（automatic thoughts）：对某一情境做出反应时立即地、不由自主地产生的想法。

凯特·H. 本特利（Kate H. Bentley），博士，美国麻省总医院／美国哈佛大学医学院临床型和研究型研究员，此前在美国波士顿大学完成了临床心理学项目的博士培训。

汉娜·T. 贝彻（Hannah T. Boettcher），文学硕士，美国肯塔基州列克星敦退伍军人事务医疗中心的博士前实习生，在美国波士顿大学完成了临床心理学项目的博士培训。

克莱尔·凯西洛 – 罗宾斯（Clair Cassiello-Robbins），文学硕士，美国波士顿大学临床心理学项目高年级博士生。

作者介绍

戴维·H. 巴洛（David H. Barlow），博士，美国职业心理学委员会委员，美国波士顿大学精神医学和心理学荣誉退休教授，美国波士顿大学焦虑及相关障碍治疗中心的创始人和主任。他是牛津大学出版社"有效的疗法"丛书的主编，也是《牛津临床心理学手册》（*The Oxford Handbook of Clinical Psychology*）的主编。他曾多次获奖，发表过 600 余篇文章和图书章节，出版了 80 余本书，主要涉及情绪障碍的性质和治疗以及临床研究方法。

香农·索尔-扎瓦拉（Shannon Sauer-Zavala），博士，美国波士顿大学心理学系研究助理教授，统一方案培训研究所（Unified Protocol Training Institute）主任。她的研究重点是识别维持各大类心理障碍症状的因素，并利用这些信息对常见的共病心理障碍形成流线型治疗方案。索尔-扎瓦拉博士在这一领域发表了 60 多篇同行评议的出版物，后续工作由美国国家精神卫生研究所资助完成。

托德·J. 法尔基奥内（Todd J. Farchione），博士，美国波士顿大学焦虑及相关障碍治疗中心心理学与脑科学系研究副教授。他的研究重点是焦虑、心境和相关障碍的性质、评估和治疗。他在这一领域发表了 60 多篇文章和图书章节。

希瑟·默里·拉京（Heather Murray Latin），博士，美国波士顿大学心理学与脑科学系研究助理教授。

克丽丝滕·K. 埃拉德（Kristen K. Ellard），博士，美国哈佛大学医学院心理学讲师，美国麻省总医院精神科道腾家庭双相障碍治疗创新中心以及神经治疗部门心理学助理和临床研究员。

杰奎琳·R. 布利斯（Jacqueline R. Bullis），博士，美国哈佛医学院精神学系讲师，美国麦克莱恩医院抑郁和焦虑障碍科临床研究员。她在美国波士顿大学完成了临床心理学项目的博士训练。